Eva Jaeggi
Christoph Klotter
Essen ist keine Sünde
Ein Anti-Diät-Buch

H0229847

Eva Jaeggi
Christoph Klotter

Essen
ist keine Sünde

Ein Anti-Diät-Buch

Quintessenz

Anschriften der Autoren:

Prof. Dr. phil. Eva Jaeggi
Forststraße 25
14163 Berlin

Dr. phil. Christoph Klotter
Taunusstraße 29
12161 Berlin

Lektorat:
Felicitas Claaß-Böttger

Die Deutsche Bibliothek – CIP-Einheitsaufnahme

Jaeggi, Eva:
Essen ist keine Sünde : ein Anti-Diät-Buch / Eva Jaeggi ;
Christoph Klotter. – München : Quintessenz, MMV-Medizin-Verl., 1996
ISBN 3-86128-349-2
NE: Klotter, Christoph:

Dieses Werk ist urheberrechtlich geschützt. Jede Verwertung außerhalb der
engen Grenzen des Urheberrechtsgesetzes ist ohne Zustimmung des Verlages
unzulässig und strafbar. Das gilt insbesondere für Vervielfältigungen,
Übersetzungen, Mikroverfilmungen und die Einspeicherung und Verarbeitung
in elektronischen Systemen.

© 1995 by Quintessenz MMV Medizin Verlag GmbH, München

Titelbild: Pieter Bruegel d. Ä., Das Schlaraffenland (1566)
Umschlag (Reihenentwurf): Dieter Vollendorf, München
Herstellung: Alinea Editions- und Medienservice GmbH, München
Druck- und Bindearbeiten: Wiener Verlag, Himberg
Printed in Austria

ISBN 3-86128-349-2

Inhalt

Vorwort

Ausgehend von unserem Interesse an Eßstörungen bei Frauen haben wir Autoren (zu denen anfangs noch der Diplompsychologe Bertolt Stein gehörte, dem wir zu großem Dank verpflichtet sind!) eine empirische Studie zur Epidemiologie der Eßstörungen begonnen. Schon in der Pilotstudie wurde klar, daß die nüchterne Feststellung von Prozentzahlen Eßgestörter und von Korrelationen zwischen Eßstörungen in der Bevölkerung und diversen Sozialdaten uns nicht zur Gänze befriedigen konnte. So wurde in der Hauptuntersuchung das Thema erweitert. Wir interessierten uns nicht mehr nur für spezielle Eßstörungen, sondern für das Eßverhalten der von uns befragten Frauen als solches. Wir hatten nämlich bald gemerkt, daß auch bei den normal Essenden das Ernährungsverhalten erstaunlich oft problembeladen, heikel und mit widersprüchlichen Gefühlen verbunden war. Wir vermuteten, daß dies wohl auch mit der raschen Zunahme von Eßstörungen in den letzten 15 – 20 Jahren zu tun haben könnte. Ist, so fragten wir uns, das Essen heutzutage schwieriger geworden? Gibt es Vorschriften oder Wertordnungen, die das Essen – immer schon mehr als bloße Nahrungsaufnahme zur Erhaltung des Lebens – in einer Weise verkomplizieren, die verwirrender ist als früher? Einem solchen (möglichen) Phänomen wollten wir auf die Spur kommen. Vielleicht, so überlegten wir, hat die Zunahme von Eßstörungen wirklich etwas mit einer allgemeinen Verwirrung in bezug auf das Essen zu tun? Einer Verwirrung, die typischerweise in Ländern relativen Wohlstands zu verzeichnen ist – im Gegensatz zu Zeiten oder in Ländern, in denen Sättigung für viele Menschen unerreichbar ist?

Wir wollten sehen, wie sich heute in der westlichen Welt der »Diskurs« um das Essen ausnimmt und ob er Hinweise auf Eigentümlichkeiten des Eßverhaltens sogenannter eßgestörter Personen gibt.

Diese Fragen können nur vor dem Hintergrund des Vergleichs mit anderen Zeiten geklärt werden.

In den ersten beiden Kapiteln des Buches wird ein Überblick über die Bedeutung der Nahrungsaufnahme zu anderen Zeiten unserer Historie gegeben. Unterschiedliche Nahrungstraditionen von der Antike bis zur Gegenwart werden ebenso geschildert wie die damit verbundenen Ideologien und ihre zivilisationstheoretischen Deutungen. Es werden auch die mit dem Essen verbundenen körperlichen Veränderungen anhand der historisch jeweils unterschiedlichen Darstellung der Fettsucht beschrieben. Die Geschichte des Genusses bildet das Ende des historischen Rahmens, in den wir unsere Überlegungen stellen.

Im dritten Kapitel kommen wir zur Gegenwart und zu den Ergebnissen unserer empirischen Untersuchung über das Eßverhalten von 1007 Berliner Frauen. Wir zeigen, in welcher Weise das Essen der im Sinne von Eßstörungen »ganz normalen« Frauen problematisiert wird und wie schon die Art der Problematisierung erkennen läßt, daß sich hier ein bedeutungsvolles Ausdrucksfeld für persönlich instabile Frauen ergibt.

Mit dem vierten Kapitel über »Alternativesser« wird dem Essen ein weiterer Bedeutungshorizont hinzugefügt: Die Analyse der Motive und Werthaltungen von Alternativessern spiegelt sehr deutlich vieles von dem wider, was bei Eßgestörten in vergröbert bizarrer Weise sichtbar wird.

Das fünfte Kapitel befaßt sich schließlich mit der Eßstörung selbst – allerdings interessierten uns nicht etwa neue Deutungsansätze. Wir wollten vielmehr sehen, in welcher Symbolwelt sich die »offiziellen« Theorien der Psychopathologie bewegen und was davon in den Selbstdeutungen der Eßgestörten auftaucht.

Daß die Stabilisierung der Identität sehr oft über das Essen (sei es normal, alternativ oder gestört) gesucht wird, ist eine naheliegende Interpretation. In welcher Weise dies aber im einzelnen geschieht, wie sie sich vom Diskurs früherer Zeiten unterscheidet, wird in diesem Buch dargestellt. Es steht daher in der Tradition von Foucault, dem es nicht darum ging, die Ursachen eines Phänomens, z. B. der Ächtung der Onanie, festzustellen. Er war vielmehr daran interessiert, den Diskurs um die Sexualität in seiner Funktion für bestimmte Praktiken und Regulationsmechanismen ausfindig zu machen. Sein Ziel war es, die Tatsache der Entstehung bestimmter Phänomene aufzuzeigen. Ähnliches beabsichtigen wir mit der vorliegenden Arbeit über das Essen, weil wir vermuten, daß die moderne Eßstörung mit dem modernen Diskurs im Zusammenhang steht.

Foucault hat am Beispiel der Sexualität überzeugend herausgearbeitet, daß Identität kulturell geprägt wird. Er meinte damit nicht eine kulturelle Beeinflussung, sondern Identitätsangebote, die eine Kultur zur Verfügung stellt. Unsere heutige Kultur bietet uns z.B. die Möglichkeit, uns über die Sexualität zu definieren. In Anschluß an Foucault lautet die diesem Buch zugrundeliegende Frage: Welche Identitätsangebote gibt uns die Art der Nahrungsaufnahme?

Der Diskurs über das Essen in seiner historischen Dimension

Eines der zentralen Themen unseres Buches bildet die Frage, wie über die Nahrungsaufnahme gedacht, gesprochen und geschrieben wird und wurde. Modern formuliert: Welche historischen Diskurse ranken sich um die Nahrungsaufnahme? Zahlreiche Professionen, wie die der Philosophen, Ärzte, Seelsorger, neuerdings auch der Psychologen und der Ökotrophologen, haben sich über Jahrtausende hinweg dieses Themas angenommen. Man denke nur, wie viele Nahrungstabus und Fastengebote aufgestellt wurden. Schaut man aktuell in die Vielzahl von Journalen und Illustrierten, so wird offenkundig, daß auch heute Ernährung und Diäten einen zentralen Platz einnehmen. Nicht nur in Frauenzeitschriften gelten Ernährungs- und Diätinformationen als Garanten der Auflagenstärke bzw. -steigerung. Auch der sogenannte Laie, der Endverbraucher, der normale Konsument – wir alle widmen uns unabhängig vom Medienkonsum diesem Thema mit relativ großem Interesse. Ob es jetzt um Geschmacksfragen geht, um Zubereitungsarten oder um gesunde Ernährung – wir messen diesem Thema und nicht nur der eigentlichen Nahrungsaufnahme viel Aufmerksamkeit bei. Das gilt mittlerweile nicht nur für die höheren Schichten.

Moderne Konservierungstechniken haben dazu geführt, daß im Vergleich zu früheren Jahrhunderten für die Nahrungszubereitung relativ wenig oder gar keine Zeit mehr veranschlagt werden muß. Dennoch ist die Frage der Ernährung im Bewußtsein der Menschen wichtig geblieben. Wir gehen immer noch wie zu Hippokrates' Zeiten davon aus, daß unsere Art der Nahrungsaufnahme entscheidenden Anteil an unserer Gesundheit hat und zu einer hohen individuellen Lebenserwartung zu führen vermag. Selbst diejenigen, die gesunde Ernährung verhöhnen, trotzig bei ihrem von allen Ernährungsexperten verdammten Eisbein bleiben, für den traditionellen Genuß plädieren und Argumente vortragen wie z. B., daß, wer nicht raucht, auch sterben muß, beziehen sich dabei stetig negativ auf das Thema Ernährung und Gesundheit.

Bei der Nahrungsaufnahme geht es aber offensichtlich nicht nur um die individuelle Gesundheit: Mit speziellen Ernährungsweisen werden sowohl Kulturen als auch Gruppen innerhalb einer Kultur sowie individuelle Lebensstile markiert. Essen ist identitätsstiftend. Mit meiner Ernährungsweise kann ich mich von anderen (innerhalb und außerhalb einer Kultur) differenzieren. Diese Form des Differenzierens erfolgt nicht nur als individueller, sondern auch als gesellschaftlicher Akt. So diente die Nahrungsaufnahme in zahlreichen geschichtlichen Epochen als Mittel der sozialen Distinktion. Reiche aßen und essen noch immer anders als Arme. Doch nicht nur das. Die höheren sozialen Schichten demonstrieren unverhohlen über ihren Essensstil, daß sie einer anderen Schicht angehören.

Darüber hinaus war die Nahrungsaufnahme schon immer mit der Frage der Moral verknüpft. Jede Kultur hatte und hat ihre Nahrungstabus. Jede Kultur definiert, was richtiges und legitimes und was falsches und illegitimes Essen denn nun sei. Gesellschaftliche Sanktionen drohen denen, die das Falsche essen. Damit kann wiederum die Möglichkeit, das jeweils Falsche zu essen, zu einem Ausdruck gesellschaftlichen Aufbegehrens werden. Ich kann meinen Protest gegen die bestehenden Verhältnisse auch dadurch dokumentieren, daß ich die vorherrschende Ernährungsweise strikt ablehne.

Ebenso erscheint die Nahrungsaufnahme als ein hervorragendes gesellschaftspolitisches Steuerungsinstrument. Zumindest die modernen Staaten strukturieren seit ca. 200 Jahren über das Essen den Gesellschaftskörper. So wird geschieden zwischen Dicken und Dünnen und damit gleichzeitig zwischen moralisch schlechten und guten, zwischen gesellschaftlich unnützen und gesellschaftlich nützlichen Subjekten. Nützlich sind vor allem die Menschen, deren Gesundheitszustand eine maximale Einsatzmöglichkeit erlaubt. Die Qualität, noch viel stärker die Quantität der Nahrungsaufnahme werden zudem als gesellschaftliche Regulationsinstrumente eingesetzt, um auf die Bevölkerung therapeutisch und pädagogisch Einfluß nehmen zu können. Ernährung ist also sehr viel mehr als schlichte Biologie.

Geschichte des Essens

Mit einer der zentralen Fragestellungen unseres Buches – die sogenannten Diskurse rund um das Essen beleuchten zu wollen – scheint sträflich vernachlässigt zu werden, daß Essen eine Lebensnotwendigkeit darstellt. Es ist ein Gemeinplatz, daß diese Notwendigkeit in der Menschheitsgeschichte nicht immer gewährleistet war. Hunger und Hungersnöte bilden eines der zentralen Probleme der Menschheit. Hunger kann zwar aufgrund von Naturkatastrophen, Meteoriteneinschlägen und Ähnlichem

10

unabwendbares Schicksal sein, große Teile der Menschheit haben jedoch seit mehreren Jahrtausenden versucht, mittels ihres eigenen Gestaltens die Macht des Schicksals zu begrenzen. Insbesondere seitdem die Menschheit den Boden urbar gemacht und kultiviert hat, beeinflussen Denkleistungen die Nahrungsbeschaffung. Bewässerungsanlagen sollen Wüsten fruchtbar machen. Neu erfundene und modifizierte Ackerbaugeräte sollten zu einer verbesserten Nahrungsproduktion führen. Insofern stellt das Nachdenken über Anbau und Nahrungsaufnahme einen zentralen Faktor der Nahrungsmittelproduktion dar.

In diesem Buch soll es aber auch nicht um die Geschichte der Anbautechniken oder der Viehzucht gehen, sondern um die historisch unterschiedlichen Denkmuster, Regeln und Werthaltungen, mit denen die Nahrungsaufnahme gesteuert wurde. Es gibt keine menschliche Kultur, die keine Regeln darüber aufgestellt hätte, was und wie gegessen werden soll. Über die möglichen Bedeutungen und Hintergründe dieser Kodifizierungen bestehen die unterschiedlichsten Interpretationen. Etliche werden hier im weiteren vorgestellt. Dieses historisch und kulturell variable Regelwerk der Nahrungsaufnahme und nicht nur der jeweilige landwirtschaftliche Kenntnisstand beeinflußt die Qualität und Quantität dessen, was gegessen wird und werden darf. So hat sich der Anbau von Kartoffeln und Mais in Europa trotz der zeitweise recht prekären Versorgungslage unangemessen lange hinausgeschoben, weil diese Pflanzen nicht hinreichend akzeptiert wurden. An die berühmten heiligen indischen Kühe braucht hier gar nicht erinnert zu werden.

Um beim Nachvollziehen der zahlreichen, meist höchst vielschichtigen und häufig über die eigentliche Nahrungsaufnahme weit hinausreichenden Kodifizierungen nicht den Boden unter den Füßen zu verlieren, sollen zunächst skizzenartig einige Angaben zur *wahren* Geschichte der Nahrungsaufnahme gemacht werden. Die Frage muß lauten: Was wurde in Europa in welcher Kultur und in welcher Epoche in welchem Umfang gegessen? Zu ihrer Beantwortung werden vornehmlich die hervorragenden Werke von Montanari (1993), Menell (1988) und Aron (1993) herangezogen.

Unsere derzeitigen Ernährungsgewohnheiten rühren vornehmlich aus zwei großen Traditionen: der antiken und der germanischen. »Die römische Kultur hatte, wie die griechische, der unbearbeiteten Natur keine große Wertschätzung entgegengebracht. Sie war vielmehr die wahre Antithese zur Zivilisation. Eine Antithese auch zu einer vom Menschen künstlich geschaffenen Ordnung, durch die er sich von der Natur unterschied und abgrenzte« (Montanari 1993, S. 15). Die Nutzung kultivierten Bodens bildete demnach die Grundlage des antiken Lebens. Korn,

Wein und Ölbäume waren die bevorzugten Nahrungsquellen. Im Grunde war es eine vorwiegend vegetarische Kultur, die durch ein wenig Fleisch und Käse ergänzt wurde.

Diese mediterrane Nahrungskombination bildet in etwa das Warenangebot eines heutigen Ökoladens. Unsere heutzutage weithin verbreiteten Vorstellungen einer alternativen vollwertigen Ernährung repräsentieren nichts anderes als die Nacherfindung eines Teils der europäischen Nahrungsgeschichte. Was wir heute als Höchstmaß an gesunder Ernährungsweise »idyllisieren« (wenn die Menge des Olivenöls und die Menge des zu genießenden Weins begrenzt bleibt), entspringt nicht nur antiker Lebenskunst, sondern karger Realität: »Das optische Vergnügen, die Schönheit der Dinge täuschen über die Tücken der Geologie und des mediterranen Klimas hinweg. Zu leicht lassen sie vergessen, daß der Mittelmeerraum nicht ein Paradies war, das zum Ergötzen seiner Bewohner bereitgestanden hätte. Alles mußte erst aufgebaut werden, und oft unter ärgeren Mühen als anderswo. Der mürbe und zunächst noch karge, dünne Boden kann nur mit dem Holzpflug aufgelockert werden. Es braucht bloß einmal tüchtig zu regnen, schon rutscht die bröcklige Erde, als wäre sie flüssig, die Hänge hinab« (Braudel 1987, S. 21).

Der antik-mediterranen Tradition steht eine andere unmittelbar gegenüber: die Kultur der Barbaren, der germanisch-keltischen Völker, die eher jagten, fischten und sammelten, als daß sie anzubauten. Fleisch war ihre Hauptnahrung. Sie tranken keinen Wein, sondern Milch oder Bier. Haben alle großen Zivilisationen eine zentrale Pflanze (die Antike den Weizen, Amerika den Mais, Asien den Reis), so verfügt die germanisch-keltische Welt, wenn überhaupt, nur über ein »Zivilisationstier«: das Schwein. Gegensätzlicher und unversöhnlicher als die antike und die barbarische Ernährungstradition vermögen kulturelle Strömungen kaum aufeinanderzuprallen. So nimmt es nicht wunder, daß im Verlauf der abendländischen Geschichte einmal die eine, dann die andere Tradition mehr im Vordergrund stand und steht.

Auch heute noch scheinen sich diese unterschiedlichen Nahrungstraditionen zu behaupten. Für bestimmte bundesdeutsche Bevölkerungsgruppen ist Fleisch nach wie vor notwendiger Bestandteil einer warmen Mahlzeit, während gerade die alternative Eßkultur das Fleisch vom Tisch zu verbannen sucht und sich offenbar zur mediterranen Eßkultur bekennt bzw. sich unwissend in deren Rahmen bewegt. Zumindest noch vor einigen Jahrzehnten ließ sich z. B. im deutschen Sprachraum eine gesellschaftlich anerkannte Kultur des Vielessens und -trinkens erkennen. Ereignisse wie das Münchner Oktoberfest repräsentieren die verblassenden Spuren dieser Tradition.

Dennoch wurde – nicht nur im Einzelfall – bereits früh die Grenze zwischen der einen und der anderen Eßkultur überschritten. So soll der erste römische Soldatenkaiser, Maximinus Thrax, maßlos barbarisch, sich deshalb auch herber Mißbilligung aussetzend, pro Tag ungefähr 20 Kilogramm Fleisch verspeist und 20 Liter Wein getrunken haben. Gemüse mochte er überhaupt nicht. Dieser historische Trend setzte sich fort: Ab dem 5. und 6. Jahrhundert löste das Fleisch das Brot als Hauptnahrungsmittel ab. Dies galt zumindest für die herrschende Schicht der Goten und der Franken.»In ihren Augen wird es [das Fleisch, Anmerkung der Autoren] zum Symbol der Macht, zu einem Mittel zum Aufbau körperlicher Energie, Stärke, Kampfkraft – Eigenschaften, die die erste wirkliche Legitimation der Macht begründen. Umgekehrt gilt die Entbehrung von Fleisch als ein Zeichen der Demütigung, der mehr oder weniger freiwilligen, mehr oder weniger zufälligen Ausgrenzung aus der Gesellschaft der Starken« (Montanari, S. 26).

Ein gestandenes, etwas älteres Mannsbild aus deutschen Landen würde auch im Jahre 1995 dies genauso erleben:»Ohne Fleisch bin ich ohnmächtig und gedemütigt.« Fleischverzicht bedeutet auch heute noch Depotenzierung, wie ebenso diejenigen auf Fleisch verzichten, die gegen die väterliche Macht vorzugehen gedenken. Dennoch ist nicht von der Hand zu weisen, daß die beiden Eßtraditionen heutzutage eng verwoben und in nur idealtypischer (Max Weber) Herauslösung getrennt voneinander identifizierbar sind.

Die Beeinflussung von antiker und barbarischer Eßkultur war gegenseitig. Repräsentiert der genannte römische Soldatenkaiser die eine Richtung der Beeinflussung, so läßt sich die andere am ehesten am Beispiel des Christentums veranschaulichen. Das Christentum hat nicht nur theoretisch massiv auf die antike Philosophie zurückgegriffen, sondern setzt auch in seiner Symbolik ganz auf das antike Erbe und transponiert die drei Säulen mediterraner Eßkultur, Brot, Wein, und Öl (letzteres bei der Taufe oder bei der letzten Ölung), in christliche Symbole. Damit etabliert sich die mediterrane Küche auch bei den Barbaren. Ohne den Einfluß des Christentums würde wahrscheinlich heutzutage im mitteleuropäischen Raum sehr viel weniger Wein und sehr viel mehr Bier getrunken werden. Der auch heute noch spürbare Kulturkampf Wein versus Bier führte z. B. im 9. Jahrhundert auf dem Konzil von Aix zu dem Kompromiß, daß jedem Kanoniker 2,5 Liter Wein pro Tag zur Verfügung stehen sollten, jedoch im Falle einer unzureichenden Versorgung mit Wein entsprechende Mengen an Bier zu verabreichen seien.

Im Rahmen der christlichen Lehre konnte insgesamt keine Einigung darüber erzielt werden, was denn nun das rechte Maß sei. Der Norden Europas war auf jeden Fall asketischer und rigoroser, das südliche christliche Europa legte die Regeln durchaus großzügiger aus. Jedoch wurde in den wohlhabenden Klöstern, in welcher Region Europas sie auch immer angesiedelt waren, ein Minimum von 5000 – 6000 Kilokalorien pro Tag und Kopf nicht unterschritten. Heute hingegen werden von der Deutschen Gesellschaft für Ernährung z. B. einem 1,80 Meter großen Mann bei nicht allzu schwerer körperlichen Tätigkeit als Faustregel ca. 2400 Kilokalorien als Tagesration empfohlen.

Hinsichtlich der Vorstellungen über Mäßigung (s. u.) lagen die Antike auf der einen Seite und Kelten/Germanen auf der anderen Seite ebenfalls weit auseinander. Die griechisch-römische Antike pries das rechte Maß und die Einschränkung bei Tisch, die Barbaren hingegen erkannten denjenigen an, der möglichst viel zu essen und trinken verstand. Ein richtiger Mann war derjenige, der maßlos viel zu sich nehmen konnte. Obelix ist der Prototyp barbarischer Eßkultur. Karl der Große ist in die Geschichte nicht nur als Erneuerer des römischen Reiches, sondern auch als großer Esser eingegangen.

Es wäre ein Irrtum zu glauben, daß die Geschichte der Ernährung die Geschichte eines Fortschreitens hin zu einer immer besseren Versorgungslage der Bevölkerung gewesen sei. Zwar kann kein Zweifel darüber bestehen, daß es in der nachrömischen Zeit immer wieder da und dort Hungersnöte gab, dennoch war die Versorgungslage zwischen dem 6. und 10. Jahrhundert nicht schlechter als die unsrige im heutigen Westeuropa – sieht man von den abrupt hereinbrechenden kurzen Episoden der Verknappung ab! Die Nahrung bestand aus einer Mischung der antiken und der germanischen Tradition. Das Verhältnis zwischen Bevölkerungsdichte und Ressourcen war so günstig, daß, von Ausnahmefällen abgesehen, alle Menschen quer durch die sozialen Schichten gut bis sehr gut zu essen hatten.

Nicht erst heutzutage gibt es die *Sonderlinge,* die in Fragen der Ernährung rigoros werden und häufig für eine Form der Nahrung plädieren, die möglichst naturnah sein soll. Seit dem 4. und 5. Jahrhundert werden die Sagen orientalischer Eremiten überliefert, die sich der Legende nach nur von dem ernährten, was die Wüste zu bieten hatte. Sehr schnell wurde das Modell des Einsamen, möglichst Heiligen, der sich nur von dem ernährte, was natürlich vorfindbar war, im christlichen Lebensraum übernommen. Nur hatten es die Christen unvergleichlich leichter zu überleben, mußten sie doch durch Wälder und nicht durch Wüsten schweifen.

Bereits damals also zeichneten sich die ideologischen Fronten zwischen kultiviertem und natürlichem Essen ab. Die beiden Pole werden potentiell gegeneinander ausgespielt, obwohl sie sich faktisch kaum trennen lassen. Warum sollte der Apfel eines wild wachsenden Apfelbaumes a priori besser sein als der Apfel aus einer Apfelbaumkultur? Auf jeden Fall ist historisch der Hang zum vermeintlich Natürlichen mit der Idee der Weltentsagung und Askese fest verknüpft. In den Augen der Frommen scheint künstliche Ernährung ein Synonym für Lust, Genuß und Überfluß zu sein:»Wer üppig lebt, sich alles gönnt, was er nur erlangen kann, den hungert bestimmt nicht nach Gott. Darum steht am Anfang des spirituellen Weges der Kampf gegen die Eßgier und gegen jedes sonstige gierige Verlangen« (Sartory 1993, S. 75).

Der unberührten Natur war seit dem 9. Jahrhundert ein zunehmend ungünstig verlaufendes Schicksal beschieden: Vor allem die Mönche kultivierten immer mehr Boden. Die unberührte Natur wurde gleichsam an den Rand gedrängt. Sie wurde letztlich zur (»idyllisierten«) Marginalie. Diese Entwicklung wurde von einer seit dem 9. Jahrhundert zunehmenden Bevölkerungsdichte begünstigt, die zur Folge hatte, daß relativ weniger Fleisch (weil Fleisch verhältnismäßig viel Boden braucht) und mehr Getreide produziert werden mußte. Rodung und Urbarmachung waren die naheliegenden Konsequenzen.

Doch nicht immer erzielten die Bemühungen den angemessenen Erfolg: Hungersnöte, bedingt sicherlich auch durch klimatische Irregularitäten, waren die Folge. Zwischen 750 und 1100 sollen Europa insgesamt 29 große Hungersnöte heimgesucht haben:»Viele von denen, die von einem Ort zum anderen wanderten, um dem Hunger zu entgehen, wurden des Nachts in den Häusern, in denen sie aufgenommen worden waren, abgestochen und gaben so Nahrung für ihre Gastgeber. Sehr viele lockten mit einer Frucht oder einem Ei kleine Kinder an, verleiteten sie, ihnen zu abgelegenen Orten zu folgen, metzelten sie nieder und fraßen sie auf« (Montanari 1993, S. 55).

Erst ab dem 12. Jahrhundert etablierte sich eine ausreichend große und systematisch betriebene Landwirtschaft, die eine grundsätzlich gute Ernährungslage gewährleistete und so konzipiert war, daß klimatische Widrigkeiten zu keinen größeren Katastrophen führten.

Ein gravierender sozialer Wandel kennzeichnete das Ende des Mittelalters und den Beginn der Neuzeit: Den Bauern wurde der Zugang zu den natürlichen Ressourcen versperrt. Die Zeiten verschwanden ganz allmählich, in denen auch die Bauern sich ihren Fasan oder ein Reh jagen konnten. Von nun an entwickelten sich die Bauern bei ihrer alltäglichen Kost zwangsläufig eher zu Vegetariern, während sich die oberen Stände – ebenso allmählich – genau auf die den Bauern unverfügbare Nahrung kaprizierten: auf das Fleisch, insbesondere auf das Statussymbol, das Wildbret. Zum feinen Wildbret gesellten sich der Fisch und das Geflügel. Dazu gab es weiße Semmeln, danach »Obst, Käse, feine Mandelspeisen und Torten« (Brackert 1993, S. 126).

Dessen ungeachtet scheint im ausgehenden Mittelalter Fleisch, wenn-gleich nicht Wildbret, für alle Schichten ausreichend vorhanden gewesen zu sein – das meint zumindest Montanari, während Brackert als wesent-liche Ernährung der Bauern Rüben, Linsen, Bohnen, Kohl, Sauerkraut, Hanf, Grütze, Haferbrot und saures Bier betrachtet. Auf jeden Fall begann in dieser Zeit der Siegeszug des Brotes als Hauptnahrungsmittel der unteren Schichten.

Auch wenn das Fleisch, insbesondere das Wildbret, zum Statussymbol wurde, zur hinreichenden sozialen Distinktion reichte es noch nicht aus. Am Ende des Mittelalters etablierten sich allmählich die guten Manieren am Tisch, maßvolles Essen galt nun als edel. So wurde eher auf die Qua-lität als auf die Quantität der dargebotenen Speisen geachtet. Eine neue Kochkunst entstand. Norbert Elias, auf den später noch näher eingegan-gen wird, hat dies ausführlich beschrieben.

Zahlreiche neue Gewürze (Safran, Ingwer, Zimt, Galangawurzel, Nel-kengewürz, vor allem Pfeffer), zuerst durch die Kreuzzüge nach Europa gelangt, von den Venezianern anschließend professionell mit glänzender Rendite per Schiff nach Europa importiert, revolutionierten den Speise-plan. Gewürze waren aber nicht nur Kennzeichen eines neuen Geschmacks: »Für den mittelalterlichen Menschen sind die Gewürze Sendboten aus einer sagenhaften Welt. Vom Pfeffer hat man die Vor-stellung, er wachse nahe am Paradiese in einer Ebene, wie ein Rohrwald. Ingwer und Zimt wird von ägyptischen Fischern mit Netzen aus den Fluten des Nils geholt, und dieser wiederum bringt sie geradewegs vom Paradies. Das Aroma der Gewürze wird als ein Hauch verstanden, der aus dem Paradies in die menschliche Welt herüberweht« (Schivelbusch 1983, S. 16). Wen wundert es da noch, daß mit Gewürzen damals für unseren Geschmack ungewöhnlich großzügig umgegangen wurde, wollte man doch allzu gerne möglichst viel des Hauchs des Paradieses in seiner Nase verspüren – vor allem wenn der immense Konsum noch einen zusätzli-chen Nutzen hatte: zu prahlen. Angesichts der hohen Preise für Gewürze ermöglichte ihr verschwenderischer Gebrauch, sich luxuriös zu geben. Was heute in gewisser Weise das Kokain repräsentiert, war damals der Pfeffer.

Ab dem 13. Jahrhundert kam es zu einem Stillstand in der landwirt-schaftlichen Produktion. Das 14. Jahrhundert bescherte die für uns unvorstellbare »Rückkehr des Hungers«. Eine entsetzliche Hungersnot zwischen 1315 und 1317 wütete in großen Teilen Europas. Die Men-schen, die alles daran setzten, nicht zu verhungern, scheuten sich nicht, ein Gemisch aus Eicheln, Wurzeln, Farn, Trester und Traubenkernen zu backen. Sie zögerten nicht, auch Baumrinde, Walnuß- und Mandelscha-len zu verspeisen (Menell 1988, S. 47).

Die Pestpandemie des 14. Jahrhunderts, die ganz Europa erfaßte und die Gesamtbevölkerung drastisch reduzierte, führte dazu, daß an vielen Orten aus bestelltem Land wieder Weiden wurden. Im Anschluß daran wurden in vielen Gegenden Europas anstelle von für Menschen eßbaren Getreidearten Futterpflanzenkulturen angelegt. Unweigerlich resultierte daraus die Zunahme der Fleischproduktion zuungunsten der Getreideproduktion. Bis zur Mitte des 16. Jahrhunderts führte dies jedoch nicht zu Hunger, sondern zu einem speziellen Nahrungsüberfluß, nämlich zum fleischessenden Europa. In Deutschland sollen in dieser Zeit pro Kopf jährlich 100 Kilogramm Fleisch gegessen worden sein. Dies gilt auch für Länder wie Polen, Schweden, England und die Niederlande. Im Gegensatz dazu blieb der Fleischkonsum im Mittelmeerraum gering.

Es war im wesentlichen die Kirche, die etwas an dem maßlosen Fleischkonsum auszusetzen hatte: An ca. 150 Tagen im Jahr war das Fleischessen verboten. Die von der Kirche forcierte Restriktion des Fleischkonsums wird im Zusammenhang mit der damaligen religiösen Annahme gesehen, Fleischverzehr führe zu stärkerer sexueller Lust, aber auch zu vermehrter Gewaltanwendung. Damit stand die Kirche nicht nur in der Tradition der mediterranen Küche, sondern sie trug auch zur Förderung der Produktion von Fleischersatznahrungsmitteln bei: Hülsenfrüchte, Käse, Eier und vor allem Fisch.

Menell (1988) und Montanari (1993) betonen, daß die bereits angedeutete, seit dem Mittelalter sich entwickelnde Kultur der feinen Tischsitten nicht nur ein Mittel der sozialen Distinktion bildete, sondern daß die Maßhalteparolen oder die Luxusgesetze, die das Ausmaß des Luxus staatlich begrenzen sollten, auch dazu dienten, das soziale Gleichgewicht zu erhalten: »Derartige Normen enthüllen den Willen, die Ernährungsgewohnheiten festzuschreiben und zu ›normalisieren‹, wodurch in einer Zeit intensiver gesellschaftlicher Veränderungen, bei denen die bürgerlichen Schichten neben den traditionellen Adel treten (oder gegen ihn antreten), Ordnung im Innern der herrschenden Klasse geschaffen werden soll. Das Benehmen, der Lebens-›Stil‹ kann für dieses Vorhaben einen geeigneten Ausgangspunkt darstellen. Wichtiges Anliegen aber ist, die herrschende Klasse von den anderen gesellschaftlichen Gruppen zu unterscheiden, vom städtischen Kleinbürgertum, den ›Kleinen Leuten‹, den ›Flegeln‹« (Montanari 1993, S. 102).

Von nun an wurde es üblich und verbindlich, einen bestimmten Ernährungsstil automatisch mit einer bestimmten Schicht zu verknüpfen. Anders als bei Karl dem Großen war das Vielessen kein Privileg der herrschenden Schicht mehr. Menell (1988, S. 56) skizziert diesen Wandel von der Quantität zur Qualität und betont, daß dem Adel nichts anderes übrigblieb, als auf Qualität zu setzen, da noch mehr zu essen rein physisch nicht möglich gewesen wäre. Das 16. und 17. Jahrhundert erhoben dann das Kochen sogar zur Kunst, vergleichbar der literarischen oder musikalischen Produktion:»Heute haben wir nicht mehr diesen ungeheuren Überfluß an Speisen, die Fülle der Ragouts, der Frikassees, die ungewöhnlichen Zusammenstellungen, wenn wir ein gutes Essen geben wollen; es gibt nicht mehr diese wirre Anhäufung verschiedenartiger Dinge, diese Berge von Braten, diese wiederholten Gänge von assiettes volantes, wo Künstlichkeit und Natur bis zur Erschöpfung unsere Sinne befriedigen, die den empfindlichsten Teil unseres feinen Unterscheidungsvermögens darstellen; jetzt ist es vielmehr die erlesene Auswahl der Gerichte, die feine Würze, der Anstand, mit dem man sie serviert, und die saubere Ordnung dabei, die Mengen, die der Zahl der Gäste entsprechen, und schließlich die Ordnung aller Dinge ganz allgemein, die ein Essen gut und elegant erscheinen lassen« (L.S.R., 1674, S. 1; zitiert nach Menell 1988, S. 108).

Wenngleich zahlreichen Modifikationen unterworfen, hat sich die Tradition des Kochens als Kunst bis heute fortgesetzt, sicherlich nicht im Fast-food-Restaurant, am Imbißstand und oder zu Hause, wo aus dem Tiefkühlfach die Pizza herausgeholt wird. Nach wie vor gibt es Tempel der Kochkunst, Restaurantkritiker, die Punkte verteilen, Fachzeitschriften und nicht zuletzt exklusive und ein wenig elitäre Delikatessengeschäfte bzw. Abteilungen, wie etwa im Berliner KaDeWe.

Im 16. Jahrhundert nahm die europäische Bevölkerungsdichte sprunghaft zu: Von 84 Millionen um 1500 stieg die Einwohnerzahl auf 111 Millionen zu Beginn des 17. Jahrhunderts. Obwohl sich die landwirtschaftlichen Produktionstechniken erheblich verbessert hatten und obwohl wieder verstärkt Boden urbar gemacht wurde, kam es wiederum zu erheblichen Engpässen in der Versorgung mit Nahrungsgütern. Eine der Krisenlösungen bestand darin, neue Nahrungsmittel anzubauen. Ab dem 16. Jahrhundert wurde zuerst in Spanien, später in vielen Teilen Europas Reis angebaut. Auch der aus dem Orient stammende Buchweizen wurde systematischer genutzt. Der Mais mit seinen ungewöhnlich hohen Ernteerträgen und seinem hohen Nährwert wurde bereits von Kolumbus Ende des 15. Jahrhunderts in Europa eingeführt. Obwohl sein Wert bekannt war, konnte er sich wenig durchsetzen. Zu sehr stand er im Geruch einer niederen Pflanze – geeignet nur zum Verzehr für Tiere und arme Menschen. Das gleiche Schicksal widerfuhr der Kartoffel, die bereits Mitte des 16. Jahrhunderts von den Spaniern aus Peru importiert, aber erst im 18. Jahrhundert – genauso wie der Reis, der Buchweizen und der Mais – vermehrt angebaut wurde.

Das »fleischessende Europa« verflüchtigte sich Mitte des 16. Jahrhunderts. Damals standen, wie bereits erwähnt, jedem Mitteleuropäer pro

Jahr durchschnittlich 100 Kilogramm Fleisch zur Verfügung. Zu Beginn des 19. Jahrhunderts war diese Menge auf 14 Kilogramm zurückgegangen.»Das Anwachsen der Bevölkerung, die Verringerung der Reallöhne, die dichtere Bebauung und das damit verbundene Verbot der Tierhaltung in den Städten sowie die nachlassenden Importe aus dem Osten nach Eroberung Ungarns durch die Türken wären allesamt gute Erklärungsansätze« (Montanari 1993, S. 126).

Der verringerte Fleischkonsum wurde in stärkerem Ausmaß als früher durch den Verzehr von Brot kompensiert. Das 17. bis 19. Jahrhundert stand im Zeichen einseitiger Ernährung. In dieser Zeit wurden in den ärmeren Schichten ca. 1,5 Kilogramm Brot pro Kopf und Tag verbraucht. Das waren traurige, weil monotone Mahlzeiten. Von ausgewogener Ernährung ganz zu schweigen! Wen vermag es zu verwundern, daß dies auch die Zeit der großen Nahrungsrevolten (Aufstände wegen Nahrungsverknappung) war – nicht zuletzt auch provoziert durch den Aufschwung des Kapitalismus und der damit zusammenhängenden Ausgrenzung und Proletarisierung großer Bevölkerungsgruppen.

Nahrungsaufnahme als Mittel der sozialen Distinktion, d. h. meist die Abgrenzung der oberen Schichten von den unteren, wird dann nivelliert, wenn die da unten das gleiche kaufen und zu sich nehmen können wie die da oben. Ab dem 16. Jahrhundert konnte es sich fast jedermann leisten, in einem Umfang zu würzen, wie es ihm beliebte. Die Gewürze waren erschwinglich und damit für die Reichen uninteressant geworden. Diese bevorzugten von nun an die fette Küche, vor allem fette Saucen, um sich vom niederen Volk abzugrenzen. Auch die neuen Genußmittel, Kaffee, Tee und Schokolade, dienten bis auf weiteres als Mittel zur sozialen Distinktion. Kaffee und in der Folge Tee wurden die Lieblingsdrogen des aufsteigenden rationalistischen Bürgertums, das erkannte, daß die neuen Genußmittel das Bewahren eines kühlen Kopfes unterstützen, anstatt ihn rauschhaft zu benebeln. Die Schokolade hingegen blieb damit verglichen ein Mauerblümchen, da sich ihm die falsche Klientel zugewandt hatte: der niedergehende Adel. Die neuen Drogen verdrängten in einem gewissen Umfang die alten vom Markt. Bier und Wein, über Jahrhunderte für uns in unvorstellbaren Mengen getrunken und wesentlicher Kalorienspender für die breite Bevölkerung, konnten dem Verdrängungswettbewerb vergleichsweise wenig entgegensetzen.

Die rasante Zunahme der europäischen Bevölkerung – um 1700 ca. 125 Millionen, Mitte des 18. Jahrhunderts 145 Millionen und Ende des gleichen Jahrhunderts bereits 195 Millionen – führte unvermeidbar zu neuen Hungersnöten, die das Ausmaß derer des 11. Jahrhunderts nahezu erreichten. Die Antwort hierauf bestand nicht nur in der traditionellen Erweiterung der Anbauflächen und der Entwicklung neuer Anbautechniken, sondern auch in der Nutzung der einst verschmähten fremden und niederen Nahrungsmittel: Reis, Buchweizen, Kartoffel und Mais. Nur infolge der intensiven Nutzung dieser Nahrungsmittel blieb der Bevölkerung die katastrophale Folge der Hungersnot, der massenhafte Tod, weitgehend erspart. Statt dessen war die Mangel- und Unterernährung weitverbreitet. Aron (1993, S. 9) spricht von einem kümmerlichen Dasein der großen Massen, die im Extremfall nur einmal am Tag etwas zu essen bekamen. Der folgende Erfahrungsbericht aus dem 19. Jahrhundert vermag die trostlose und einseitige Nahrungsaufnahme veranschaulichen:»Wir aßen rabenschwarzes Brot von Roggenschrot... Die Suppe war unsere Hauptmahlzeit. Zwiebelsuppe morgens und abends und tagsüber Kartoffelsuppe, Bohnen oder Kürbissuppe mit kaum etwas Butter. Es gab teigige und unverdauliche Rissolen, die an den Zähnen kleben blieben, und gebackene Kartoffeln und Bohnen, die in Wasser mit etwas Milch gekocht wurden. An Backtagen konnten wir schmausen, da gab es Kuchen... aber das dauerte nicht lang. Und den Speck, den gab es nur im Sommer, bei großen Gelegenheiten. Nein, es gab nur wenige gute Sachen!« (zit. nach Menell 1988, S. 278).

So ärmlich mußte sich im 19. Jahrhundert die große Mehrheit der Bevölkerung verköstigen – vor allem, weil seit Ende des 18. Jahrhunderts die Zutaten fehlten, die aus einer Suppe oder aus einem Brei ein vollkommenes Mahl gemacht hätten (Spittler 1993, S. 208). General Valentigny hingegen beliebte »zwei gebratene Hühner, ein Filet vom Reh in Tomatensauce, Schinken und fünf Teller Nachspeise« zu sich zu nehmen (Aron 1993, S. 192 f.). Der Vicomte von Viel-Castel verzehrte im Rahmen einer Wette zwölf Dutzend Austern, eine Suppe aus Schwalbennestern, ein Beefsteak mit Kartoffeln, ein Felchen, einen mit Trüffeln gefüllten Fasan, ein Ragout aus zehn Fettammern, eine Ananas und Erdbeeren. Dazu trank er vier Flaschen Wein. Nach Beendigung der Mahlzeit schritt er »leicht wie eine Feder« von dannen (Aron 1993, S. 195 f.).

Was offenbar allen Bevölkerungsschichten immer relativ ausreichend zur Verfügung stand, war der Wein. 1806 bekommt in Frankreich eine stillende Mutter im Mutterheim einen halben Liter zur Verfügung gestellt. An französischen Schulen erhalten Lehrer 0,8 Liter Wein pro Tag, die Schüler nur 0,25 Liter (Aron 1993, S. 263 ff.).

Erst ab der Mitte des 19. Jahrhunderts wurde das Fleisch allmählich wieder zu einem Grundnahrungsmittel für alle Bevölkerungsschichten. Dem Fleisch widerfuhr damit das gleiche Schicksal wie zuvor den Gewürzen ab dem 16. Jahrhundert: Es war kein Symbol des Wohlstands mehr. Deshalb nimmt es nicht wunder, daß der Vegetarismus von den oberen Schichten wiederentdeckt wurde: um sich wieder abgrenzen zu können.

Das 19. Jahrhundert bescherte auch zahlreiche neue Hygienevor-schriften und Lebensmittelgesetze, die wesentlich dazu beitrugen, daß die verfügbaren Lebensmittel einigermaßen genießbar waren, ohne schwerere gesundheitliche Beeinträchtigungen zu verursachen. Campo-resi (1990) und Teuteberg (1993) weisen auf die katastrophale Güte der Lebensmittel in früheren Zeiten hin:»... daß viele Grundnahrungsmittel bis zu Beginn des 19. Jahrhunderts dauernd bewußt verfälscht waren und die ganze Nahrungsaufnahme sich oftmals hygienisch in einem erbärmli-chen Zustand befand« (Teuteberg 1993, S. 125). Deshalb vermag Teu-teberg dem nostalgischen Blick zurück zu den vermeintlichen Urzustän-den einer natürlichen Nahrung wenig abzugewinnen, da es zum einen natürliche Nahrung, außer der Muttermilch, noch niemals gegeben habe. Zum anderen habe erst die Massenproduktion von Lebensmitteln eine hinreichend gute Lebensmittelüberwachung ermöglicht. Teuteberg nennt auch den modernen Chefideologen des natürlichen Essens, Jean-Jacques Rousseau, der davon überzeugt war, daß jeder Mensch instinktiv vermittels seines Gaumens wisse, was für ihn gesund sei. Jede Form der Verfeinerung und Verkünstlichung des Essens sei demnach des Teufels.

Die ab Mitte des 19. Jahrhunderts zunehmende ausreichende Versor-gung der Bevölkerung brachte auch ein anderes Mittel der sozialen Distinktion ins Wanken: die Wohlbeleibtheit. Wenn alle sich einen dicken Bauch anessen können, dann ist der dicke Bauch kein Zeichen der Elite mehr. Damit begann die Schlankheit ganz allmählich ihren Siegeszug als Symbol der zentralen bürgerlichen Tugenden: Disziplin, Sittlichkeit, Arbeitsfähigkeit und Effizienz. Die guten Zeiten des Adels – sie schwan-den zusehends. Längst vorbei die Zeiten, als sich Ludwig XIV. nicht scheute, bei den drei Hauptmahlzeiten riesige Mengen zu verschlingen. »Außerdem verschlang er zu allen Tageszeiten Unmengen an Obst, Gebäck, Konfitüren und Naschwerk aller Art, das immer auf den Tischen seiner Gemächer bereitstand und von dem er immer seine Taschen voll hatte« (Saint-Simon, zit. nach Kunisch 1993, S. 219).

In einer historisch eigenartigen Koinzidenz repräsentierte Schlankheit im 19. Jahrhundert zugleich das romantische Ideal, dessen weitere Attribute Blässe, Zerbrechlichkeit und Anfälligkeit waren (Menell 1988, S. 61). Der Wohlbeleibtheit wurde also von zwei widersprüchlichen Sei-ten zunehmend der Prozeß gemacht: Die bürgerliche Tugend, aber auch antibürgerliche romantische Bestrebungen nahmen die Dickleibigkeit »in die Zange«. Das moderne Schlankheitsideal ist demnach ein Zwitter oder auch ein durch und durch ambivalentes Leitbild. Sowohl ein Gesund-heitspostulat als auch das Siechtum als schlechthin einziger Ausweg aus der Enge der bürgerlichen Gesellschaft sind die Geburtshelfer der Schlankheitstyrannei.

Damit ist die Mutter des modernen Schlankheitsideals noch nicht benannt. Es ist die ebenfalls im 19. Jahrhundert sich etablierende Normierungspraxis. Ein jeder hatte von nun an nicht nur sich zählen (wie 1900 Jahre zuvor), sondern auch sich messen zu lassen. Gewicht und Körpergröße wurden mit Waage und Meßlatte ermittelt, Gewichtsindizes erstellt, ein sogenannt Normalgewicht postuliert und Abweichungen hiervon registriert. Von nun an wußte jeder, wie weit er von der Norm abweicht – eine Abweichung, die zudem flugs moralisiert wurde. Wehe dem, der von der Norm abwich oder abweicht. Der massenhafte Kampf um das Normalgewicht begann (s. u.).

Die Einblicke in die *wahre* Geschichte des Essens machen zum einen offenkundig, daß Nahrung als zentrale Grundlage des Lebens keineswegs immer und zu allen Zeiten hinreichend vorhanden war. Eine kontinuierlich ausreichende Versorgungslage gab es im wesentlichen nur für die gesellschaftliche Elite. Die zahllosen historischen Beispiele von für uns unvorstellbaren Gelagen und Schlemmereien, von wahnwitzigen Abfolgen unzähliger Gänge eines einzigen Mahles stammen zumeist aus Beschreibungen der Mahlzeiten der Elite, oder sie rühren aus den Schilderungen bäuerlicher Festlichkeiten wie Hochzeiten und Taufen. Für den Großteil der Bevölkerung bildeten die Feste und die damit verbundenen Gelage eine große Ausnahme. Die Angst vor dem Hunger und vor Hungerperioden schlummert heute vielleicht noch in unserem Unbewußten. Vor 100 Jahren war diese Angst den meisten Menschen allgegenwärtig und real.

Zum anderen wird anhand der Nachzeichnung der Geschichte der Ernährung deutlich, daß sich zwischen Mittelalter und Gegenwart die Versorgungslage keineswegs als fortschreitend und als immer besser werdend rekonstruieren läßt. Implizit neigen wir heutzutage dazu, die Vergangenheit als Weg des kontinuierlichen Fortschrittes zu begreifen. So sind wir eigentlich, ohne Genaueres zu wissen, davon überzeugt, daß im 19. Jahrhundert die Ernährungslage doch viel besser gewesen sein muß als noch im Mittelalter. Wir staunen, wenn wir erfahren, daß das Gegenteil der Fall ist. Wir staunen noch mehr, wenn wir hören, daß sich die Menschen in der Renaissance viel abwechlunsgreicher als vor 100 Jahren ernährt haben.

Die Nahrungsaufnahme: Geschichte eines Diskurses

Grundzüge der Diätetik

Die Diätetik als die Lehre von der Lebensweise bildet seit der Antike bis in das 19. Jahrhundert hinein die bestimmende medizinische Konzeption für die Auseinandersetzung mit der Nahrungsaufnahme. Der vielgerühmte Hippokrates (460 – 377 v. Chr.) hat die Diätetik bzw. die Medizin als eigenständige Disziplin aus der Philosophie herausgelöst und damit begründet. Seine Schriften repräsentieren auch die Wende zur Rationalisierung und Säkularisierung der Heilkunst. Sie markieren damit die Abwendung von einer religiös bestimmten Krankheitslehre. Krankheit wird von nun an als etwas Natürliches begriffen. Für Hippokrates stellt die Medizin – was kraß im Gegensatz zur heutigen Auffassung steht – nur eine der Anwendungsformen der Diätetik dar. Die Medizin war also damals noch eingebettet in eine allgemeinere Lehre – welche, werden wir noch sehen. Als spezielle medizinische Verfahren werden zahlreiche Arzneipflanzen, etwa Brech- und Abführmittel, Aderlaß, Klistier und behutsame chirurgische Eingriffe erwähnt. Die hippokratische Krankheitslehre, auch als Humoraltheorie bezeichnet, erklärt Krankheiten als Folge einer Störung des Gleichgewichts und der Zusammensetzung der vier Säfte: Blut, Schleim, gelbe und schwarze Galle.

Da für Hippokrates der menschliche Körper nur eine Nachbildung der Welt im Kleinen darstellt, also einen Mikrokosmos, setzt er die Säfte in Beziehung zu den Jahreszeiten. So soll z. B. im Winter der Schleim vorherrschen. Den jeweiligen Störungen im Gleichgewicht der Säfte kann u. a. mit einer entsprechenden Nahrungskombination begegnet werden. Die Nahrungsmittel werden hinsichtlich ihrer Therapieeignung den vier Qualitäten heiß, kalt, feucht, trocken zugeordnet. So etwa wird Wasser als kalt und feucht, Wein und Honig hingegen als warm und trocken angesehen und dementsprechend in der Behandlung eingesetzt. Als Allheilmittel bei akuten Krankheiten gilt der Gerstenschleim.

Die antike Diätetik ist offenbar nicht mit dem identisch, was wir heutzutage unter Diät verstehen. Sie umfaßt mehr als nur eine Ansammlung von Kostplänen, sie thematisiert die gesamte Lebensweise hinsichtlich dessen, was der Gesundheit dienlich oder abträglich ist. Unsere heutige Sichtweise von Diät hat sich demnach sehr stark verengt. Bei Diät denken wir an Schlankheit und Schönheit, an eine Unzahl von Kostplänen, die uns jede Woche neu in den Illustrierten angeboten werden und mit denen wir angeblich garantiert 3 kg pro Woche abnehmen. Der berühmte Galen (2. Jh. n. Chr.) hingegen hatte einen weiter gefaßten Horizont und unterschied zwischen den res naturales, der Natur des Menschen, den res contra naturam, den Krankheiten also, sowie den res non naturales, den Lebensbedingungen, die da wären: 1. Licht und Luft, 2. Essen und Trinken, 3. Bewegung und Ruhe, 4. Schlafen und Wachen, 5. Stoffwechsel, 6. Gemütsbewegungen. Diese sogenannten res non naturales sind für Galen die Ansatzpunkte. Sie richtig zu gestalten, ist die Aufgabe eines jeden Menschen. Die Regelung der res non naturales entscheidet nicht nur über a) Gesundheit und b) Krankheit. Soweit sie vom Menschen gestaltet werden können, sind sie auch mit einer bestimmten c) Moral verknüpft.

a) Die Diätetik ist primär eine Lehre von der richtigen und gesunden Lebensweise und erst sekundär eine Krankheitslehre. Jeder Mensch ist, so lange er lebt, unweigerlich den res non naturales ausgesetzt. Diese schädigen nicht per se die Gesundheit. Erst falsche oder übermäßige Nahrung kann dem leibseelischen Wohlbefinden abträglich sein. Es gilt also, einen rechten Gebrauch von den res non naturales zu machen, damit sie im Einklang mit der Natur des Menschen stehen. Diätetik als Gesundheitslehre darf nicht als Präventionsmedizin im heutigen Sinne mißverstanden werden. Denn sie ist nicht nur auf die Vermeidung von Krankheit ausgerichtet, sondern ihre Regeln zielen auch auf die Gestaltung eines schönen Daseins. Mit Hilfe ihres Reglements kann der Umgang mit der eigenen und der äußeren Natur organisiert werden. Diätetik verhilft dazu, das Verhältnis zu sich und zu den Dingen zu ordnen, indem sie etwa angibt, in welcher Jahreszeit welches Maß an sexueller Aktivität dem Menschen zuträglich sei. Im Winter sollen z. B. vor allem ältere Männer, deren Körper zum Erkalten tendiert, häufiger den Geschlechtsverkehr ausüben, im Frühjahr schon weniger und im Sommer soll insgesamt möglichst wenig an sexueller Aktivität vollzogen werden.

Der seit den 60er Jahren in der Bundesrepublik mittels des Risikofaktorenmodells forcierte Präventionsgedanke in der Gesundheitsversorgung läßt sich dagegen nur als kompensatorische Reaktion auf die naturwissenschaftlich orientierte Medizin des 19. und 20. Jahrhunderts verstehen, die Schipperges (1982, S. 12) als eine auf Organdefekte zentrierte Feuerwehrmedizin charakterisiert, »die erst dann eingreift, wenn es brennt, und die nur den gröbsten Schäden abzuhelfen in der Lage ist, wobei man im Rückblick nur oft konstatieren muß, daß die Wasserschäden noch verheerender sind als die Brandschäden«. Die antike Diätetik beschrieb möglicherweise etwas, das heute vernachlässigt wird: die bewußte Form der Auseinandersetzung über den individuell angemessenen Lebensstil.

b) Als Krankheitslehre gibt die Diätetik die Regeln an, anhand deren der Prozeß der Genesung eingeleitet werden kann. Die Behandlung des Leidenden soll der Wiederherstellung des »Gleichgewichts der Säfte« dienen. Die Diätetik ist als ein Verfahren konzipiert, das die Kräfte der Natur auf dem Weg zur Genesung nur unterstützen kann. Weder der Arzt noch seine Behandlungsmethoden vollbringen letztlich die Heilung, sondern die Natur selbst.

Diese Vorstellung von Therapie basiert auf einem anderen Verständnis von Krankheit, als wir es heute haben. Sie wird, entgegen der Auffassung der naturwissenschaftlichen Medizin, nicht als isolierte Entität (z. B. Magenkrankheit) begriffen, die es speziell zu behandeln gilt, sondern als veränderter Zustand des ganzen Menschen, dessen Harmonie in sich und mit der Umwelt gestört ist. Zuwenig Bewegung an der frischen Luft, schlechte Nahrung, aber auch zu starke Affekte gelten u. a. als Krankheitsursachen, die die »harmonische Grundordnung der Stoffe im Fließgleichgewicht der Natur« beeinträchtigen können (Schipperges 1978, S. 43). Eine ungünstige Lebensweise des Leidenden wird also als Ursache von Krankheit angesehen. Krank ist demgemäß der ganze Mensch. Auch wenn zusätzlich mit medizinischen Verfahren (wie etwa Arzneimitteln) behandelt wird, so kann dies alles die Diätetik nicht ersetzen, da die Ursache des Leidens, die falsche Lebensweise, damit nicht beseitigt wird. Der Prozeß der Heilung kann nicht chemisch oder mechanisch herbeigeführt, er kann nur mit bestimmten Maßnahmen gefördert werden, indem die der Natur zuträglichen Bedingungen geschaffen werden.

c) Die antike Diätetik als ein Satz von Regeln sowohl für den gesunden, als auch für den kranken Menschen findet ihren letzten Sinn nicht allein in dem Ziel, möglichst lange gesund zu leben, sondern sie ist verknüpft mit einer bestimmten Moral, der entsprechend der freie Bürger der griechischen Stadtstaaten, der Polis, – die Diätetik richtete sich weder an Frauen noch an Unfreie – sein Leben richtig führen konnte. Der zentrale moralische Begriff ist der des rechten Maßes bzw. der Mäßigung. Unabhängig von seinem politischen Gehalt ist er so zu verstehen: »Bei der Erhaltung der Gesundheit wie der Behandlung von Krankheit kommt daher alles auf das elementare Gleichgewicht an, auf das wohlgestimmte Temperamentum, auf die Mitte (mesótes) zwischen einem Zuviel oder Zuwenig, auf das Maß« (Schipperges 1978, S. 47).

Die Forderung nach Einhaltung des rechten Maßes läßt sich zwar als allgemeine Richtlinie verstehen, Extreme, insbesondere ein Zuviel, zu meiden. Die Diätetik stellt diese Forderung allerdings nicht als objektivierbare Norm, die alle Menschen einzuhalten haben, auf. Das rechte Maß ist immer das individuell richtige. Die Vorgabe eines berechenbaren, allgemeinverbindlichen Idealgewichts, wie dies heutzutage geschieht, wäre für die Antike unvorstellbar. Darum hat Kleinspehn (1987, S. 41) recht, wenn er schreibt: »In einer solchermaßen an der Gesundheit orientierten Medizin und Diätetik heißt dann ›Mäßigung‹ auch, nach den Maßstäben des eigenen Körpers und seiner Umwelt – im Sinne der

sechs res non naturales – umzugehen und nicht nach Maßgabe äußerer gesetzter Regeln.«
All das ist uns heute einigermaßen fremd. Heute streben weite Teile der Bevölkerung (vgl. das Kapitel zur Epidemiologie) nach dem Idealgewicht als einer von außen gesetzten Norm und gehen tatsächlich davon aus, glücklicher und attraktiver zu sein, wenn sie dies erreicht haben. Natürlich werden in der Regel die Erwartungen enttäuscht. Mit dem Erreichen des Idealgewichts winkt noch lange nicht das Paradies auf Erden. Aber das Idealgewicht wird als messianisches Versprechen lanciert. Objektive Normen wie das Idealgewicht machen es also heute dem einzelnen unmöglich, das individuell richtige Gewicht anzustreben oder mit dem eigenen richtigen Gewicht zufrieden zu sein.

Im Gegensatz zum Christentum sieht die antike Diätetik die Natur des Menschen, also auch seine Bedürfnisse und Gelüste nach Essen, Trinken und sexueller Aktivität, nicht an sich als sündhaft und böse an. Problematisch sei nur ihre überschießende Kraft. Stuft das Christentum die sexuelle Lust als die gefährlichste ein, so hat die Antike noch keine Hierarchie aufgestellt. Das Problem der Mäßigung betrifft Essen, Trinken und sexuelle Aktivität gleichermaßen. Dies ist heutzutage grundlegend anders: Essen und Trinken unterliegen in unserer Kultur massivsten Restriktionsforderungen, bei der Sexualität ist es hingegen in den letzten Jahrzehnten eher umgekehrt gewesen. Je mehr, je öfter, je variabler, häufig auch je perverser, desto besser – so lautet(e) das sexuelle Credo. Die Forderung nach Mäßigung gilt in den westlichen Industrieländern heute nur für die Nahrungsaufnahme. Der sozialen Diskriminierung, Benachteiligung und Ausgrenzung unterliegen – durch zahlreiche Studien belegt – die Fettleibigen, aber nicht die übermäßig sexuell Aktiven.

Warum aber muß gemäß der antiken Diätetik die innere Natur des Menschen überhaupt gezügelt werden? Die Antwort der antiken Philosophie lautet: Die Natur und ihre Bedürfnisse seien nicht spezifisch menschlich, hierin unterscheide sich der Mensch nicht vom Tier. Insofern seien die natürlichen Gelüste als qualitativ niedrigstehend einzuordnen. Ginge der Mensch seinen Begierden willenlos nach, so würde das Tierische über die höherrangige Seele triumphieren; der Mensch wäre der Kraft und der Macht der Natur ausgeliefert und nicht Herr über sie. Ein von der Natur bestimmtes Leben könne nicht vernunftgemäß gestaltet werden. Derjenige, der sich von seinen Gelüsten mitreißen lasse, könne selbstgesetzten Grundsätzen nicht folgen; er sei unfähig, das zu tun, was er tun solle. Erst der maßvolle Umgang mit den körperlichen Lüsten führe zu einem harmonischen Seelenleben und zu einem klaren Verstand. Nur derjenige Mensch, der Herr über seine Begierden sei, könne als tugendhafter und verantwortungsvoller freier Bürger in einer freien Polis handeln, vermöge ein vernunftbestimmtes politisches Leben zu gestalten. Mäßigung wird somit auch als Voraussetzung für Herrschaftsausübung verstanden: Eine gute und gerechte Herrschaft über die Unfreien und die Frauen könnten die freien Männer nur ausüben, wenn sie sich selbst zügeln. Herrschaft über sich und über andere sei im Grunde die gleiche Form der Machtausübung.

Im Verständnis der antiken Diätetik stellt Gesundheit demnach keineswegs einen Wert an sich dar. Sie wird stets mit der Frage verbunden: gesund wozu? Als Ziel des Lebens gilt nicht ein gesundes langes Leben, vielmehr wird ein tugendhaftes und damit glückliches Leben in der Polis angestrebt, als dessen Voraussetzung die Gesundheit begriffen wird.

Die antike Lehre besteht zwar aus einem Satz von Regeln, denen aber der Bürger oder gegebenenfalls der Patient nicht blind zu folgen hat. Vielmehr hat jeder freie Bürger ein reflektiertes Verhältnis zu den diätetischen Ratschlägen zu gewinnen. »Die Diätetik des Körpers muß, um verständig zu sein, um sich an die Umstände und den Augenblick richtig anzupassen, auch eine Angelegenheit des Denkens, der Reflexion, der Klugheit sein« (Foucault 1986, S. 138 f.). Diätetik verlangt demnach keine Unterwerfung unter ihre Regeln, sondern sie schafft den Raum, innerhalb dessen das Individuum ein Verhältnis zu sich selbst gewinnen kann, indem es entsprechend seiner Überzeugung die eigene Natur zu beherrschen lernt. Foucault nennt dies die »heautokratische« Struktur des Individuums in der Antike. Die Beherrschung seiner selbst sei getragen von der Sorge um sich, sie fuße auf einer freien Entscheidung des einzelnen und habe zum Ziel, »ein schönes Leben zu leben und anderen das Gedächtnis einer schönen Existenz zu hinterlassen« (Foucault 1987, S. 266). Diätetische Techniken seien so als »Künste der Existenz« zu verstehen.

Sicherlich haben wir heutzutage diese Künste der Existenz nicht mehr so zur Verfügung wie damals. Auch nicht mehr die individuelle Freiheit, sich einen eigenen Weg zu suchen. Dennoch gibt es gewisse Entsprechungen: Anstelle der philosophischen Reflexion lesen wir Ratgeberbücher oder gehen in Psychotherapie, wo es ja auch um Lebenskunst geht bzw. gehen kann. Im Vergleich zur Antike sind die normativen Anforderungen gewiß gestiegen. Jeder hat eine Vielzahl von objektivierten Anforderungen zu erfüllen. Eigene Lebensentwürfe, auch wenn sie wie z. B. bei dem deutschen Soziologen Ulrich Beck in seinem Buch »Die Risikogesellschaft« als unausweichliche Konsequenz aus dem Zerfall der Traditionen beschrieben werden, werden vorwiegend von Außenseitergruppen und Jugendkulturen entwickelt. Gewiß gibt es, da hat Beck recht, nicht mehr den einen großen verbindlichen Lebensentwurf für alle, dennoch ist es unübersehbar, daß sich z.B. nahezu die gesamte Bevölkerung, ob Punk oder Hippie oder Technojünger, ob heterosexuelle Sekretärin oder alternative Lesbe oder bürgerliche Hausfrau, rigoros an die Schlankheitsnorm hält. Die Schlankheitsnorm wäre so die Fortsetzung der Tradition der Universalien mit anderen Mitteln: gleichsam ein die Gesellschaft einigendes Band.

Eine vergleichbare moderne Universalie bildet das Gebot der sexuellen Aktivität. Keiner der gerade genannten gesellschaftlichen Subgruppen wird es einfallen, sexuelle Enthaltsamkeit zu predigen. In der Antike dageben gab es hinsichtlich der körperlichen Bedürfnisse wie Essen und Sexualität durchaus sehr unterschiedliche Vorstellungen. Das moderne Postulat, möglichst wenig, dafür aber gesund zu essen und möglichst viel Sex zu haben, war in der Antike jedenfalls in dieser rigiden normativen Kombination nicht bekannt.

Die Diätetik in der Spätantike und im Mittelalter

Die von Hippokrates entwickelte Diätetik bestimmte die auf ihn folgende griechisch-antike medizinische Lehre, auch wenn es zahlreiche davon abweichende Richtungen gab. Mit Griechenlands Verlust der politischen Vormachtstellung in den Mittelmeerländern verlagerte sich auch die Weiterentwicklung der Diätetik nach Rom. Die Grundzüge der griechischen Heilkunde wurden übernommen und in Enzyklopädien systematisiert. Was sich im Vergleich zur griechischen Diätetik am deutlichsten änderte, waren die Schwerpunkte der Behandlung. Die eher behutsame, konservative diätetische Behandlungsweise wurde zugunsten einer aktiveren Therapie aufgegeben.

Schon damals also begann der Niedergang des Ernährungsfaktors in der ärztlichen Behandlung. So soll der berühmte Galen von Ernährungsumstellung wenig gehalten haben, bei der Vergabe von Medikamenten und beim Aderlaß jedoch außerordentlich großzügig gewesen sein. Mit dem Untergang Roms ging der Einfluß der Diätetik rapide zurück. Die an der Völkerwanderung beteiligten Völker besaßen eigene Heilkunden und übernahmen recht wenig von der antiken Diätetik. Elemente derselben wurden vornehmlich in christlichen Klöstern tradiert. Allerdings sollen vereinzelt diätetische Schriften an germanischen Königshöfen im Umlauf gewesen sein. Mit der Christianisierung des Abendlandes entstand eine mit der Diätetik konkurrierende Ethik.

War die Diätetik mit der antiken Polis assoziiert, so war das Christentum mit dem Feudalismus des abendländischen Mittelalters eng verbunden. Als erstes veränderte sich mit dem Christentum die Einstellung zum Kranken und zur Krankheit. In der Antike wurde seit Hippokrates Krankheit nicht mehr als göttliche Strafe angesehen, sie war dem religiösen Denken entzogen worden. Im Verständnis der Antike ließ die Krankheit den Menschen jedoch zu einem unvollkommenen, minderwertigen Wesen werden, das tendenziell aus der Gemeinschaft ausgeschlossen wurde. Insofern erfolgte eine soziale Bestrafung des Kranken. In der christlichen Lehre erhielten dagegen Krankheit und Krankenversorgung eine hohe positive moralische Aufwertung. Sie wurden zu Prüfungen hochstilisiert, die das irdische Leben für den Menschen bereit hält. Bestand er sie und ging er gestärkt im Glauben aus ihnen hervor, so rückte für ihn das himmlische Glück ein Stück näher. Darüber hinaus sollte die göttliche Aufmerksamkeit insbesondere den Armen, Minderbemittelten und Siechenden gelten. Daß sie es so schwer hatten, würde dem göttlichen Auge nicht verborgen bleiben. Mit dem Christentum vollzieht sich der von Foucault beschriebene Wechsel von der »Sorge um sich« zu der »Sorge um die anderen«. Entsprechend dem Beispiel, das Jesus gegeben hat, wird die aufopferungsvolle Fürsorge zu einem wichtigen moralischen Postulat. Sich dagegen im irdischen Dasein wohl einzurichten, sich eine Ästhetik der Existenz schaffen zu wollen, gerät im Rahmen der christlichen Doktrin in den Verdacht der Sünde.

Mit der Christianisierung und der Aufwertung von Kranksein verlor die Diätetik als Ernährungslehre weiter an Bedeutung. In der christlichen Vorstellung war Ernährung weniger ein Faktor der Gesunderhaltung bzw. zur Wiederherstellung der Gesundheit, sondern im wesentlichen eine Frage der religiösen Gebote. Welche Gebote waren das, und wie sollten sie durchgesetzt werden?

Zum einen werden in der christlichen Lehre im Gegensatz zur Antike allgemeine Ernährungsvorschriften aufgestellt. Fragte die Antike, welches Individuum in welcher landschaftlichen Region in welcher Jahreszeit bei welchen individuellen Besonderheiten welche Arten von Nahrung in welcher Zusammenstellung und Zubereitungsart in welchem Umfange zu sich nehmen sollte, so schrieb das Christentum z. B. vor, daß an bestimmten Wochentagen (Freitag) von allen Christen kein Fleisch gegessen werden darf. Es wurden also eindeutige, relativ einfache und schlichte Ernährungsvorschriften aufgestellt. Zum anderen begreift das Christentum die Natur des Menschen anders als die Antike. Die körperlichen Lüste gelten in der christlichen Doktrin per se als sündhaft und nicht nur, wenn sie in einem Übermaß genossen werden. Die Lust selbst ist ein Werk des Teufels. Und der Teufel kann überall in den unterschiedlichsten Masken und Verkleidungen auftauchen und den Menschen verführen und bedrohen. Vor dieser Gefahr muß der einzelne ständig auf der Hut sein. Da diese fast übermenschliche Leistung alleine schwer zu vollbringen ist, bedarf es des Rats, der Fürsorge und der Kontrolle durch die anderen. Nahrungsaufnahme, die nicht der reinen Stillung des Hungers dient und also aus Begierde erfolgt, gilt dem Christentum als Sünde. Im Gegensatz zur sexuellen Aktivität wird der Nahrungsaufnahme im Christentum im Unterschied zur Antike weniger Bedeutung beigemessen. Die Lust am Essen ist, da ihr in aller Öffentlichkeit gefrönt wird, weniger geheimnisvoll und so auch weniger bedrohlich. Schwierigkeiten bereitet jedoch die Trennung von Hunger und Eßgelüsten. Treibt nun der Hunger oder die Begierde zum Essen? Diese Frage ist nicht leicht zu beantworten. Heckmann (1979, S. 55) kennzeichnet die Einstellung des frühen Christentums zur Nahrungsaufnahme so:»Ein Mensch, der nicht aus Hunger, sondern aus Begier ißt, sündigt. Die Völlerei (gula) zählt zu den sieben Hauptsünden (vita capitalia). Für den Christen war der hingebungsvolle Fresser praktizierender Materialist, der vor lauter Kauen und Verdauen Gott vergaß. Selbstsucht motiviert die Hauptsünden. Dem Schlemmer wird der eigene Bauch zum Götzen.«

Bezog sich das antike diätetische Reglement auf eine gesellschaftliche Elite, so wandte sich der christliche Moralkodex an die gesamte Bevölkerung. Alle wurden mit den Geboten der Arbeit, der Mäßigung, aber auch der Fürsorge konfrontiert. Wie Foucault (1986, S. 31) ausführte, setzte das Christentum Gebote und Verbote im Sinne von Vorschriften, die es einzuhalten gilt:»Zudem ist im Auge zu behalten, daß die Kirche und die christliche Pastorale eine Moral zur Geltung gebracht hat, deren Vorschriften zwingend und deren Reichweite universal waren.« Bestand für den antiken Bürger die Aufgabe darin, eine Haltung zu den Nomoi, den Gesetzen, zu finden, so verschwand im Christentum dieser Spielraum.

Es ist jedoch unwahrscheinlich, daß die christlichen Vorschriften das tatsächliche Verhalten bestimmt haben. Zu vermuten ist vielmehr, daß schon in der christlichen Welt des Mittelalters die Regeln wenig eingehalten wurden, sondern vielfach und mannigfaltig »gesündigt« wurde. Da den »Sündern« im Sinne der (katholisch-)christlichen Doktrin in aller Regel von Gott wieder verziehen wird, zeitigt »sündhaftes« Verhalten im Prinzip keine negativen Konsequenzen.

Die Diätetik in der frühen Neuzeit

Der Beginn der Neuzeit wird mit bestimmten zentralen Ereignissen in Verbindung gebracht, wie der Entdeckung Amerikas, der Reformation Luthers, der Erfindung der Buchdruckerkunst und der kopernikanischen Wende. Aus ökonomischer Sicht läßt sich die frühe Neuzeit als Frühkapitalismus beschreiben. Aus kulturhistorischer Perspektive ist die frühe Neuzeit die Phase der Renaissance, also der Wiedergeburt antiker Vorstellungen und Werte. Insbesondere in den italienischen Stadtstaaten wie Florenz und Venedig, die ähnlich der antiken Polis organisiert waren, fand diese Wiederbelebung statt. Das Menschenbild der Renaissance ist im Unterschied zu dem des Mittelalters geprägt von der Betonung der Individualität und der Einzigartigkeit des Menschen. Die Idee, sich selbst wie ein Kunstwerk zu formen und zu gestalten, tritt wieder in den Vordergrund. Das menschliche Leben dient nicht mehr ausschließlich der Vorbereitung auf das Jenseits. Vielmehr geht es darum, sich im Diesseits Geltung und Ruhm zu verschaffen. Mit dem Niedergang der christlichen, mittelalterlichen Welt entwickelt sich also ein neues menschliches Selbstbewußtsein. Sich selbst im Leben zu behaupten und sich mit den Konkurrenten zu messen, wird zu einem wichtigen Wert, der durchaus im Einklang mit der ökonomischen Entwicklung steht. Eine neue Form der Rationalität im Sinne von Umsichtigkeit, Vorausschau und Kalkül setzt sich durch: »Die Gewohnheit zu kalkulieren wirkte sich auch auf die persönlichen Beziehungen aus. Mehr als früher scheinen die Menschen darauf bedacht gewesen zu sein, sich selbst zu beherrschen und andere zu manipulieren« (Burke 1985, S. 201).

Die Diätetik hat den Beginn der Neuzeit als eine graue, wenig praktizierte Theorie zur Bewahrung der Gesundheit überlebt. Vermutlich hat sie – wie schon bei der mittelalterlichen radikalen Modifikation der Diätetik durch das Christentum – das alltägliche Verhalten nur in sehr geringem Umfang bestimmt. Dessenungeachtet findet Kleinspehn (1987) in vielen Schriften, die zu Beginn der Neuzeit entstanden sind, zahlreiche Forderungen nach Mäßigung. Zwar weist Kleinspehn darauf hin, daß seit der Neuzeit Verhaltensregeln nicht nur formuliert worden sind, sondern auch verstärkt durchgesetzt werden sollten. Das bedeutet jedoch nicht, daß diese Art der Mäßigung im 16. Jahrhundert allgemein praktiziert wurde.

Auch wenn Mäßigungsregeln in diätetischen Lehrbüchern der Neuzeit formuliert werden, so haben sie doch mit der antiken Vorstellung vom rechten Maß nicht mehr viel gemein. Diese neue Art der Mäßigung fußt sowohl auf den genannten christlichen Prinzipien als auch auf bestimmten gesellschaftlichen Entwicklungen. Ein Modell zur Erklärung der gesellschaftlichen Entwicklung in der Neuzeit liefert Elias (1969). Dieses ist inzwischen schon so populär geworden, daß es nur in Stichworten zu skizzieren ist.

Nach Elias basiert der Prozeß der Zivilisation im wesentlichen auf zwei Prinzipien: Differenzierung und Integration. Differenzierung meint, daß die Interdependenzen seit dem Mittelalter für jeden Menschen stetig zugenommen haben. War der Bauer des Mittelalters weitgehend autark, also ein Selbstversorger, so ist der Mensch des 20. Jahrhunderts auf eine

Unzahl anderer Menschen angewiesen, ohne deren Arbeit und Dienstleistungen er nicht leben kann. Mit dem Prozeß der Differenzierung geht der der gesellschaftlichen Integration einher, also der allmählichen Herausbildung einer Zentralmacht und der Entstehung von Nationen. Differenzierung und Integration stellen zwei Seiten einer Entwicklung dar. Parallel zu diesem gesellschaftlichen Prozeß vollzieht sich ein Wandel der menschlichen Persönlichkeit. Es bildet sich eine innere »Zentralmacht« heraus, eine Kontrollinstanz. Der Mensch wird zu einem affektkontrollierten, selbstdistanzierten Wesen. Die Bändigung der Natur, das Zurückdrängen von Triebansprüchen geschieht nach Elias quasi automatisch, weil er dies entsprechend der Logik des Zivilisationsprozesses als unabwendbar erachtet. Mäßigung erscheint so nicht mehr als eine Frage der Ethik, wie in der Antike oder dem Christentum, sondern als überlebensnotwendig. Die Menschen müssen sich diesem kontinuierlich verlaufenden, evolutionären Prozeß nicht aktiv anpassen, sondern sie werden in der Ontogenese dahingehend geprägt. Elias' Subjekttheorie basiert auf Fragmenten des psychoanalytischen Modells: Die neuen gesellschaftlichen Anforderungen werden nach Elias in der Ontogenese im Über-Ich installiert, das wiederum den Es-Impulsen Einhalt gebietet. Vernachlässigt wird in der Theorie von Elias das Ich, also der aktive Vermittler zwischen Realität und Triebansprüchen. Nur deshalb kann er den Automatismus des Geprägtwerdens postulieren.

Möglicherweise geht die Interpretation des Zivilisationsprozesses als eines permanenten Zurückdrängens der Es-Impulse auf eine irrige Grundannahme von Elias zurück. Bei der Untersuchung von Anstandsregeln wie etwa den Tischsitten kam er zu dem Schluß, daß diese sich im Zivilisationsprozeß verfeinert hätten, daß von den Menschen zunehmend kultiviertes Verhalten gefordert worden sei. So galt Rülpsen ab einem bestimmten Zeitpunkt als unziemlich. Das Ausagieren vitaler Impulse sei demnach verboten worden.

Diese Kultivierung setzt Elias mit einem Verlust an Natur gleich. Er scheint eine Formel vor Augen gehabt haben, die besagt: je mehr Kultur, desto weniger Natur. Diese Formel muß aber keineswegs stimmen, denn die irrige Grundannahme kann darin bestehen, daß Kultur und Natur als sich gegenseitig ausschließend begriffen werden, als ob etwa die von Elias angenommene zunehmende Affektkontrolle unausweichlich zu einer erheblichen Verminderung der sexuellen Begierde führen würde. Daß dies nicht stimmen kann, ist an der weitverbreiteten Galanterie und Libertinage des 18. Jahrhunderts insbesondere in Italien und Frankreich zu sehen (vgl. Fuchs o. J.). Dieser Grundannahme von Elias – die Kultivierung bedinge einen Naturverlust – kann nur dann zugestimmt werden, wenn die Ich-Instanz aus dem psychoanalytischen Modell getilgt und

Über-Ich und Es antagonistisch gegenübergestellt werden. Die triebmodellierende Kraft und Funktion des Ichs kann so nicht mehr wahrgenommen werden. Michel Foucault (1977, S. 23) entwirft ein grundlegend anderes Modell. Er bestreitet nicht, daß der Sex in der Neuzeit auch unterdrückt worden ist, viel wichtiger erscheint ihm aber, daß die thematische Beschäftigung mit Sex in der Neuzeit ein unermeßliches Ausmaß angenommen hat: »... daß seit Ende des 16. Jahrhunderts die ›Diskursivierung‹ des Sexes nicht einem Restriktionsprozeß, sondern im Gegenteil einem Mechanismus zunehmenden Anreizes unterworfen gewesen ist; daß die auf den Sex wirkenden Machttechniken nicht einem Prinzip strenger Selektion, sondern einem Prinzip der Ausstreuung und der Einpflanzung polymorpher Sexualitäten gehorcht haben ...«

Offenbar passen die Theorien von Foucault und Elias nur wenig zusammen. Da beide Autoren für die Geschichte der Nahrungsaufnahme sehr wichtig sind, sollen beider Positionen abgewogen werden. Interessanterweise sind sie etwa zur gleichen Zeit größeren Kreisen bekannt geworden: zur Zeit der weltweiten Studentenrevolten Ende der 60er Jahre. Die damalige kulturelle Stimmung, daß die abendländische Zivilisation mit der Zerstörung der inneren und äußeren Natur (aufkeimendes ökologisches Bewußtsein) einhergehe, führte zur Entdeckung des Werkes von Elias. Der offenbar damals vorhandene Eindruck, daß der Mensch ein der Gesellschaft und der Macht unterworfenes Subjekt sei, wurde von Foucault theoretisch untermauert.

Doch Foucaults theoretischer Weg begann nicht mit der Beschäftigung mit der Sexualität. Psychiatrische und psychoanalytische Themen – Foucault arbeitete als Psychologe in der Psychiatrie – bildeten seinen Ausgangspunkt. Die neuzeitliche Geschichte der sich wandelnden Denksysteme bildete eine weitere Etappe seiner Arbeit. Erst gegen Ende der 60er Jahre fügte er der Analyse des Wissens die Analyse des Körpers und der Praktiken hinzu. Er arbeitete heraus, daß die modernen Gesellschaften alles andere als körperfern sind. Mit der Herausbildung der modernen Nationen in der Neuzeit und mit dem Beginn ihrer mörderischen Rivalität wurde der funktionstüchtige, gefügige und gesunde Körper jedes einzelnen zur Grundlage dieses Konkurrenzkampfes. Daher machte sich der moderne Staat anheischig, mittels demographischer Methoden das Leben und Sterben der Bevölkerung eingehend zu kontrollieren und entsprechend seiner Zielsetzungen zu verändern. Sowohl für die Industrialisierung als auch für die gleich Maschinen präzise operierenden Massenheere brauchte man große Mengen an höchst gelehrigen und intensiv geübten Körpern. Die moderne Gesellschaft hat also den Körper dressiert und diszipliniert.

Die Konzepte eines affektkontrollierten Individuums (Elias) oder eines disziplinierten Körpers (Foucault) paßten vortrefflich in die gesellschaftskritische Stimmung der 68er Generation, der es darum ging, gegen die Entfremdung und gesellschaftliche Unterdrückung des Menschens vorzugehen. Foucault machte sich jedoch äußerst unbeliebt, als er in den Chor der sexuellen Befreiung nicht mit einstimmte, vielmehr sowohl die Sexualität als auch deren vermeintliche Befreiung als Dispositive der gesellschaftlichen Macht begriff. Das Intimste und Persönlichste – die eigene Sexualität – diagnostizierte er nicht wie Wilhelm Reich als gesellschaftlich nutzbringend unterdrückt, sondern als von der Macht durchdrungen. Nicht nur, daß der moderne Staat das Fortpflanzungsverhalten flächendeckend zu beobachten und zu kontrollieren begann, vielmehr zauberte die im 19. Jahrhundert entstehende Sexualwissenschaft ein gänzlich neues Verhältnis zum Körper. Im Gegensatz zur traditionellen Ars erotica ging es ihr nicht mehr um die Optimierung der Lüste, sondern um die neuartige Verknüpfung von Wissen und Körper. Alle erdenklichen Spielarten sexuellen Verhaltens wurden zunächst katalogisiert, danach ätiologisiert. Zu jeder sexuellen Variante wurde eine spezifische (gegebenenfalls psychopathologische) Ätiologie gleich mit entwickelt und den sogenannten Betroffenen als Interpretation angeboten. Foucault verdächtigt die Psychoanalyse, an dieser Entwicklung wesentlichen Anteil gehabt zu haben.

Bei der Fremdzuschreibung bleibt der Prozeß jedoch nicht stehen. Die neuzeitlichen Traditionen der Gewissenserforschung, der Beichte und des Geständnisses ermöglichen die Introjektion der sexualwissenschaftlichen Wissensbestände. Die reflektierende frigide Frau erkennt sich als Hysterikerin, der Mann, der körperlichen Kontakt zu Männern pflegt, definiert sich nun als eine homosexuelle Persönlichkeit mit einer bestimmten Biographie. Aus gewissen körperlichen Verhaltensweisen werden mittels Reflexion der von den Sozialwissenschaften zur Verfügung gestellten Wissensbestände individuelle Persönlichkeiten.

Die Verknüpfung von Wissen, Körper und Selbstthematisierung funktioniert im Sinne von Foucault keineswegs nur negativ. Die moderne Macht, so lautet sein in Anschluß an Kant formuliertes Credo, arbeitet nur peripher repressiv. Sie beschneidet nicht die Lüste, sondern produziert Lüste. Die seit zweihundert Jahren bestehende sexualwissenschaftliche Problematisierung der Onanie hat aus einer harmlosen und beiläufigen Form der Erleichterung ein aufregendes, abenteuerliches, vergleichsweise höchst lustvolles Drama geschaffen. Folgt man Foucault, so kann von Körperverlust nicht die Rede sein. Jedoch ist nicht zu übersehen, daß der moderne Körper intensiv geformt, gefügt und dressiert ist. Gleichwohl scheint es den meisten Menschen mehr gelegen, ihren eigenen Körper als unterdrückten (Elias) zu begreifen als einen von der Macht auch lustvoll durchdrungenen.

Merkwürdigerweise werden mit der abendländischen Ideengeschichte und insbesondere mit Descartes nur die Trennung zwischen Leib und Seele sowie der Primat der Seele assoziiert, selten aber das spezifisch neuzeitlich explorative und produktive Verhältnis zum Körper, das von Descartes vehement propagiert worden ist. Nahezu in Form einer ideologischen Verzerrung wurde und wird romantisch-sentimental die Unterwerfung oder gar das Verschwinden des Körpers beklagt – vermutlich, um so darüber hinwegsehen zu können, daß der Körper im Sinne Foucaults in den Fängen der Macht ist. Vielleicht könnten wir uns noch damit abfinden, daß der arbeitende Körper oder der Körper des Soldaten geschult, gedrillt und manipuliert ist, nicht aber damit, daß etwa der sexuelle Körper oder die Nahrungsaufnahme gesellschaftlich beeinflußt ist. Sollte das Persönlichste und Intimste – der eigene Körper – von der Macht konstituiert sein? Selbst die Lust? Kein angenehmer Gedanke.

Kurzum: Die Idee des affektkontrollierten Körpers im Sinne von Elias behagt uns mehr, weil das Eigene nur zurückgedrängt oder zurückgeschraubt ist und möglicherweise der Befreiung harrt. Der machtdurchdrungene Körper nach Foucault hingegen raubt etliche Illusionen, insbesondere die nach der möglichen Befreiung des Körpers. Für Foucault gibt es kein Entkommen. Die vermeintliche Befreiung ist im Netz der Macht verfangen, genauer gesagt: ein Element des Netzes.

Die unterschiedlichen Positionen von Elias und Foucault greifen im Grunde zwei Aspekte des Denkens von Descartes auf: zum einen die Unterwerfung des Körpers durch die Seele und zum anderen die produktive Nutzung des Körpers. Daraus ergeben sich folgende Konsequenzen: Im Anschluß an Elias wird eine Rückwärtsbewegung geträumt – zu einem idealen Zustand, in dem der Körper noch wirklich frei war. Die nach dem Scheitern der 68er Bewegung laut werdende Parole »Zurück zur Natur« steht in diesem Zusammenhang. Das an dieser Formel zunächst vertraut und unverdächtig Klingende entpuppt sich alsbald als Alptraum, dann nämlich, wenn ein ursprünglicher Zustand, d. h. ein ursprünglich natürlicher und authentischer Körper, mittels zahlloser alternativer Kostpläne, Körpertherapieverfahren, Bewegungs- und Entspannungsverfahren – stets ohne Erfolg – angestrebt wird. Der Körper, auch wenn er pathetisch Leib genannt wird, ist per definitionem kulturell-sozial vermittelt: Die (individual-)geschichtlichen Ereignisse schreiben sich in den Leib ein – so dachte sich das Nietzsche. Das natürliche Substrat des Körpers finden zu wollen, ist auch unter anderen Gesichtspunkten eine verhängnisvolle Fiktion: »Körper-an-sich, amorpher Körper ist ein Mythos. Der moderne Körper tritt immer schon in diskursiver Formation auf, ja, er existiert für uns, zugespitzt formuliert, nur in Form des Begriffs. ›Körper‹ ist keine überhistorische Invariante, jede Gesellschaft definiert immer wieder aufs neue, was ›Körperlichkeit‹, ›Natürlichkeit‹, ›eigentliche Natur‹ usf. ist ...« (König 1989, S. 1). Ob ein direkter Zusammenhang zwischen geschichtlichen Ereignissen und dem Körper wie bei Nietzsche oder die diskursive Vermittlung wie bei König betont wird, stets erscheint es unmöglich, Kultur und Natur zu trennen. Psychoanalytiker, wie z. B. Françoise Dolto (1987), stellen ebenfalls den Körper-an-sich in Abrede: Der Körper ist stets psychisch vermittelt. Nur über die psychische Repräsentation und die Sprache ist der Zugang zum Körper möglich.

Anders dagegen bei den »Zurück-zur-Natur«-Positionen. Da träumt der Adorno-Schüler Rudolf zur Lippe (1982, S. 26) den Traum vom »transzendierende(n) Zugang zur Einheit, die ein Individuum mit allen anderen Erscheinungen vom Leben verbindet«, und konstatiert das Ende des Körpers: »Die Freiräume werden immer weiter aufgebraucht. Aussterben von Tierarten, das Verschwinden von Erlebnisquellen beim Schlittschuhfahren, Tierbeobachten oder Brotbacken.« All das soll suggerieren, daß es früher durchaus mehr Körper gegeben habe, vor allem einen natürlichen Körper. Es suggeriert ebenfalls, daß es dem Körper und der Seele nur gutgehen kann, wenn natürliche – was immer das auch sein mag – Verhältnisse vorherrschen, die selbstredend nicht mehr vorhanden sind.

Zur Lippe schließt an die Eliassche Idee vom zurückgedrängten und verfälschten Körper an. Diese Position ist heutzutage zur Selbstverständlichkeit geworden. Wer wollte sie nicht teilen? Wer wagt es, sie zu bezweifeln? Jedoch führt sie leider in die Irre – zu der Idee der Natur an sich bzw. zur Fiktion des authentisch eigenen Körpers, den es zu suchen gilt. Gerade die aktuellen Ernährungslehren strotzen von der Idee einer vermeintlich natürlichen Ernährung sowie ihrer gesundmachenden Wirkung. Es sind nicht nur die Ernährungssekten, die die Natur beschwören, sondern auch anerkannte und populäre Diätvorschläge wie die Vier-Jahreszeiten-Kur, bei der davon ausgegangen wird, eine gesunde Ernährung sei die, die dem aktuellen Angebot der Jahreszeiten folgt.

Die Annahme von Elias, daß der Prozeß der Zivilisation auf seiten des Menschen von einer zunehmenden Kontrolle der sexuellen Triebimpulse begleitet sei, scheint demnach nicht stichhaltig zu sein. Weder waren die Menschen des Mittelalters allein von ihrer animalischen Natur bestimmt (vgl. Duerr 1988), noch sind im Verlauf der Neuzeit die sexuellen Impulse immer mehr zurückgenommen und unterdrückt worden. Eher ist die Neuzeit durch eine Intensivierung und Diskursivierung der sexuellen Lust gekennzeichnet. Das Konstrukt der Affektkontrolle muß also differenziert betrachtet werden. Zur Nahrungsaufnahme läßt sich zunächst festhalten, daß sie zwar durchaus geformt und zu Anteilen restriktiver behandelt wurde, als dies Elias anhand der Tischsitten belegt hat, daß sie aber auch ähnlich wie die Sexualität intensiviert worden ist. Daß Essen im Sinne von Foucault auch als Angriffspunkt gesellschaftlicher Macht funktionieren kann, soll auf den Seiten 65ff ausführlicher am Beispiel einer neuen, sich seit ca. 30 Jahren rapide ausbreitenden Eßstörung, der Bulimia nervosa, erklärt werden.

Der Verfall der Diätetik

Der Begriff der Mäßigung erfährt mit dem Beginn der Neuzeit einen Bedeutungswandel. Nach wie vor ist er mit der christlichen Mäßigungsvorstellung verwoben. Ihre Einhaltung wird jedoch zunehmend durchgesetzt, Übertretungen werden geahndet. Die Vorstellung von Mäßigung wird in der Neuzeit aber auch von anderen Kräften bestimmt. Sowohl ein neues Menschenbild (Renaissance) als auch eine neue Produktionsweise fördern und erfordern einen maßvollen, d. h. disziplinierten Umgang mit sich und seinem Körper, damit keine sinnlosen Gewalttätigkeiten den ökonomischen und gesellschaftlichen Prozeß beeinträchtigen, damit vorausschauendes, kalkulierendes Denken und Handeln möglich wird, damit die Körper sich den Bedingungen der Manufaktur bzw. Fabrik, der Armee, aber auch den der Erziehungsanstalten fügen können.

Diese Form von Mäßigung global als Affektkontrolle (Elias 1969) verstehen zu wollen ist nicht ratsam. Das Konstrukt der Affektkontrolle impliziert eine unzulässige Generalisierung. Das sexuelle Verlangen, aber auch die Nahrungsaufnahme werden in der Neuzeit nicht nur eingeschränkt, vielmehr werden sie einer Diskursivierung unterworfen, die ganz neue Lüste schafft.

Obwohl der Einfluß der antiken Diätetik bis in das 19. Jahrhundert hineinwirkt, siedelt Ackerknecht (1970, S. 56 u. 181) den beginnenden Zerfall des Lehrgebäudes antiker Diätetik und Heilkunde bereits in der Renaissance an. Vesal verwirft die Galensche Anatomie, die auf dem Sezieren von Tieren beruhte, und entwickelt eine menschliche Anatomie. Paracelsus (1493 – 1541) wendet sich gegen die Galensche Säftetheorie und gibt die Therapie des ganzen Menschen – nach Vorstellung der Antike kann nur der gesamte Mensch krank sein – zugunsten einer organspezifischen Behandlung auf. Wie schon bei vielen anderen Autoren fehlt zwar die Diätetik als Bestandteil in seinem Werk nicht, daraus aber zu folgern, daß sie auch praktiziert wurde, wäre verfehlt. Paracelsus erweist sich als therapeutischer Aktivist. Interessanterweise fließen in Paracelsus' Auffassung von Diätetik neuzeitliche Werte ein. Schipperges (1978, S. 71) charakterisiert Paracelsus' Position so:»Wir dürfen unseren Leib nicht ruhen und feiern lassen, sollen vielmehr Tag und Nacht in Übung liegen, um das Natürliche und das Ewige in das Werk zu bringen. Denn noch ist die Schöpfung nicht vollendet, wir selbst müssen uns bringen in die ›ultima materia‹ und in das End aller Dinge, zu unserem Heil!«

Neuzeitlich beeinflußt erscheint diese Auslegung der Diätetik insofern, als zum einen betont wird, daß der Mensch sich gleich einem Kunstwerk kreieren und vervollkommnen kann und muß, zum anderen dieses nur mittels ständigen Übens und Arbeitens gelingen kann. Auch in der antiken Diätetik wurde Wert auf das Üben gelegt, hier jedoch verdrängt das Üben die Ruhe, Entspannung und das Feiern. Protestantisches Arbeitsethos in Form der Selbstdisziplinierung klingt deutlich an. Für Paracelsus ist Gesundheit »keine natürliche Ordnung, sondern eine humane Leistung, mehr noch die Möglichkeit, den Leib höher zu bringen, als es die angeborene Natur anzeigt. Dazu bedarf es einer ständigen Arbeit, da nichts im Menschen ist, das feiert oder müßiggeht, da alles in stetiger Tätigkeit liegt, ungeteilt aufmerksam, ganz bei der Sache, in höchster Wachheit. Als das biologische Mängelwesen braucht der Mensch einen spezifischen Antrieb. Ohne dieses Treiben und Drängen würde ein Mann nicht einmal ›zu den Frauen gelüstig‹ werden« (Schipperges 1978, S. 78 f.).

Dieses Verständnis von Diätetik hat mit dem antiken nur noch wenig gemein. Entsprechend der antiken Lehre muß die Natur vom Menschen gezügelt werden, denn sie wird als exzessive Kraft gedacht. Paracelsus jedoch schätzt diese Kraft gering ein. Vielleicht spiegelt diese Bewertung schon die Erfolge des christlichen Mäßigungspostulats wider, vielleicht will Paracelsus aber auch darauf hinweisen, daß dem Zugriff des Subjekts nichts entzogen sein soll, so auch nicht seine Natur. Sie soll wie etwa auch die Arbeit der eigenen Gestaltungskraft unterliegen. Gesundheit wird von nun an als individuelle Leistung und Pflicht begriffen. Mangelnde Gesundheit wiederum wird auf ein gottloses Leben zurückgeführt. Krankheit gilt als Ausdruck der Sünde. Die Verantwortung für Gesundheit und Krankheit wird jedem einzelnen aufgetragen, was angesichts der ökonomischen und hygienischen Verhältnisse des 16. Jahrhundert eines gewissen Zynismus nicht entbehrt. Sorgte die Kirche für die Durchsetzung des christlichen Moralkodex, so waren die ab dem 16. Jahrhunderts entstehenden staatlichen Behörden mit der Einhaltung der Gesundheitsvorschriften befaßt.

Im 17. und 18. Jahrhundert teilte sich die Heilkunde in zahlreiche »Schulen« auf. Dies hatte eine immense Vielfalt von neuen aktivistischen und medikamentösen Behandlungsverfahren zur Folge. Gleichzeitig ließ sich aber im 18. Jahrhundert wieder eine gewisse Stärkung der hippokratischen, d. h. der behutsamen Behandlungsmethode beobachten (vgl. Ackerknecht 1970, S. 74 u. 78). Im Rahmen des vorherrschenden medizinischen Eklektizismus behauptete sich die diätetische Krankenbehandlung als eine Therapiemöglichkeit unter vielen. Bestimmte Momente der Diätetik als Gesundheitslehre gewannen im 17. und 18. Jahrhundert an Bedeutung, zum einen das genannte neuzeitlich gefärbte Mäßigungs- und Sittlichkeitspostulat, zum anderen ein Kanon differenzierter Gesundheits- und Ernährungsvorschriften.

Ab dem 17. Jahrhundert ging die Verflechtung der moralischen und der technischen Dimension der Diätetik verloren. So erschienen seit dieser Zeit einerseits Lehrbücher, die sich mit Moral, Gesundheit und Gesundheitspolitik beschäftigten, andererseits Werke, die fast ausschließlich Ernährungsvorschriften beinhalteten (vgl. Kleinspehn 1987, S. 106 ff.). Zu letzteren gehört das Buch von Johann Sigismund Elsholtz mit dem Titel »Diaeteticon« aus dem Jahre 1682, das nach drei Seiten Einleitung auf weiteren 463 Seiten alle erdenklichen Speisen, Getränke, Gewürze und Genußmittel hinsichtlich ihrer Bekömmlichkeit thematisiert.

Elsholtz hielt sich noch sehr stark an die antiken Empfehlungen. Bei den meisten anderen Autoren des 17. und 18. Jahrhunderts basierten hingegen die Ernährungsratschläge nur noch zu geringen Anteilen auf der antiken Lehre (vgl. Ackerknecht 1970, S. 183 ff.).

Offensichtlich wandelte sich ab dieser Zeit Diätetik zur Diät, wie wir sie heute kennen, also zu einer Ansammlung von Ratschlägen für die gesunde Ernährung. Jedoch hatte Diät in dieser Zeit noch nicht die heutige Bedeutung der Abmagerungskur. War Elsholtz ein typischer Vertreter einer technisch orientierten Diätetik, so erwies sich Hippolyt Guarinonius als moralisch-gesundheitspolitischer Verfechter der Diätetik. Im Jahre 1610 erschien sein Buch »Die Greuel der Verwüstung des menschlichen Geschlechts«, das auch als typisches Werk der Gegenreformation angesehen werden kann. Guarinonius versuchte, katholische Moral mit antiker Heilkunde zu verknüpfen. Dementsprechend predigte er christliche Mäßigung, die in Verbindung mit einem geordneten Leben die Gesundheit erhalten sollte. Er wandte sich entschieden gegen jegliche Art von Schwelgerei, beklagte etwa die »hochzeitlichen Fressereyen« oder das Zutrinken, aus dem allzuleicht ein »Zusauffen« erwachse. Ein Übermaß an sexueller Aktivität und Schamlosigkeit war ihm ebenfalls ein Greuel. Grauen empfand er nicht minder bei einem Besuch in Spitälern, deren hygienische Verhältnisse er als katastrophal bezeichnete. Guarinonius richtete seine kritische Bestandsaufnahme gleichermaßen an den einzelnen wie auch an die Behörden. Zahlreiche Mißstände ließen sich seiner Meinung nach nur im Rahmen einer öffentlichen Gesundheitspolitik lösen (vgl. Fischer 1933, S. 282 ff.).

Die Aufklärung und auch ihre Vorläufer beeinflußten die Gesundheitspolitik in hohem Maße. Als Folge der durch die kopernikanische Wende eingeleiteten Krise der christlichen Religion(en) wurde von den Vertretern der Aufklärung der Gedanke formuliert, daß sich das menschliche Leben nicht am jenseitigen Seelenheil zu orientieren habe, sondern diesseitsorientiert sein sollte. Und dazu bedurfte es der Gesundheit als Grundvoraussetzung. Bereits um das Jahr 1680 entwickelte Leibniz (1646 – 1716) zu diesem Zweck eine Gesundheitsordnung, die der Prävention dienen sollte. Schipperges (1978, S. 113) charakterisiert dieses Programm folgendermaßen: »Unser irdisches Glück stützt sich im wesentlichen auf zwei Punkte: 1. auf die ›Zufriedenheit des Geistes‹, die letztlich als eine Wirkung der Moral angesehen wird, und 2. auf die ›Gesundheit des Körpers‹, die ohne Zweifel das kostbarste aller irdischen Güter ist. Ein zufriedener Geist in einem gesunden Körper garantiert am ehesten unsere individuelle Wohlfahrt und gibt dem gesamten Leben einen Sinn. Um so grotesker erscheint bei den Menschen ›die geringe Sorge, die sie für ihre Gesundheit aufbringen‹. Der Mensch scheint eher dazu angelegt zu sein, daß er sich ›vom allgemeinen Wirbel der Natur‹ davonreißen und einfach gehen läßt; er sorgt nicht vor und schaut nicht voraus!«

Die allmähliche Abkehr von der religiösen Ausrichtung auf das Jenseits läßt die Gesundheit zu einem hohen und sinnstiftenden Gut werden, das nicht nur als Voraussetzung des Wohlergehens erscheint, sondern dieses auch ausmacht. Ist in bezug auf die Vorstellung, wie das diesseitige Leben zu gestalten sei, der Leibnizsche Gedankengang mit der antiken Lehre vergleichbar, so unterscheidet er sich von der antiken Lehre darin, daß Gesundheit per se als Wert erachtet wird.

Wie zahlreiche »Gesundheitspolitiker« vor, insbesondere aber nach ihm schien auch Leibniz darüber entsetzt zu sein, wie wenig sich die Menschen um ihre Gesundheit kümmern. Offenbar reichen im allgemeinen menschliche Willens- und Verstandeskraft nicht aus, um dem sorglosen und selbstzerstörerischen Treiben der Natur Einhalt zu gebieten. Deshalb hielt Leibniz es für nötig, ein Lehrgebäude der Prävention zu entwickeln, das dringend der Umsetzung bedürfe: »Indem das Widerständige – durch Wissenschaft und Künste, nicht zuletzt die Heilkunst – überwunden wird, wird das Leben auf eine unendliche Weise offen für die Zukunft, die letztlich der Glückseligkeit der gesamten Menschheit dient« (Schipperges 1978, S. 115). Allgemeine Wohlfahrt sei nur dann zu gewährleisten, wenn mit Hilfe der Wissenschaften und deren praktischer Umsetzung das

Widerständige – in diesem Zusammenhang mangelnde Gesundheitsfürsorge – überwunden werde. Da die wenigsten Menschen gesundheitsbewußt handelten, müßten Wissenschaft und Gesundheitsbehörden ihnen zur Seite stehen.

Ein jeder selbst solle für dieses wertvolle Gut Gesundheit verantwortlich sein; da dies aber nicht gelinge, bedürfe ein jeder der Hilfe und der Betreuung. So wurde vom Staat verlangt, daß er sich um die Gesundheit seiner Bürger zu kümmern habe. Die geforderte staatliche Fürsorge ging jedoch automatisch mit einer Kontrolle der Bevölkerung einher, die nun dahingehend überprüft wurde, inwieweit sie sich gesundheitsgerecht verhält. Leibniz forderte die Mündigkeit der Bürger, um sie ihnen im nächsten Moment abzusprechen, da die Menschen sich in aller Regel um ihr Wohlergehen nicht ausreichend kümmerten. Um diesem Übel abzuhelfen, sei staatliche Hilfe vonnöten.

Eines der letzten umfassenden Werke traditionell orientierter Diätetik, das zugleich vom Geist des aufgeklärten Absolutismus durchdrungen ist, stammt von Christoph Wilhelm Hufeland, einem Freund Goethes. Es trägt den Titel »Makrobiotik oder die Kunst, das menschliche Leben zu verlängern« und ist zuerst 1796 erschienen. Gewidmet ist es »Friedrich Wilhelm dem III., König von Preußen, dem Vater seines Volkes, dem weisen, gerechten und gütigen Beförderer jedes Theils menschlicher Wohlfahrt und ihren Grundfesten Friede, Sittlichkeit, Denkfreiheit, Wissenschaft, Gesundheit«. Das Buch beschrieb Regeln zur Lebensverlängerung. Stärker noch als bei Leibniz wurden Gesundheit und Lebensverlängerung zu einem Wert an sich erhoben. Wozu denn Gesundheit und ein langes Leben dienen sollten, wurde nicht mehr erwogen. Moral und Natur, damit auch Gesundheit, waren für Hufeland untrennbar verbunden: »lm Gegentheil habe ich bey dieser Arbeit es mehr als je empfunden, daß sich der Mensch und sein höherer moralischer Zweck auch physisch schlechterdings nicht trennen lassen ...« (5. Auflage 1823, S. Xl). Er begründet dies damit, »... daß schon das Physische im Menschen auf seine höhere moralische Bestimmung berechnet ist, daß dieses einen wesentlichen Unterschied der menschlichen Natur von der thierischen macht, und daß ohne moralische Kultur der Mensch unaufhörlich mit seiner eigenen Natur im Widerspruch steht, so wie er hingegen durch sie auch physisch erst der vollkommenste Mensch wird« (1823, S. XII).

Nach Hufeland ist die menschliche Natur schon so angelegt, daß sie zu ihrer Vervollkommnung der Moral bedarf, jene drängt sozusagen zu dieser. Diese Vorstellung von Natur unterscheidet sich deutlich von der antiken, der frühen christlichen und auch der Leibnizschen, weil Natur nicht mehr als der Moral entgegengesetzt begriffen wurde. Was bei dem Frühaufklärer Leibniz als Grundüberzeugung noch nicht vorhanden war, nämlich die Idee der Aufklärung, die Natur an sich sei gut, fand Eingang in das Werk von Hufeland. Gut erschien diesem die Natur insofern, als sie weder eine exzessive noch böse, noch schwache Kraft darstellt, sondern eine, die das moralische Maß schon in sich trägt. Natur, damit auch Gesundheit und Sittlichkeit wurden nahezu miteinander verschmolzen, und eine moralisierte Gesundheit wurde so zur normativen Selbstverständlichkeit. Die moralische Forderung, die Natur zu zügeln, zu bekämpfen oder auch sie anzutreiben, wurde zur Natur der Natur erklärt. Wehe dem, der gegen diese Vorstellung von Natur verstieß, wehe dem, der sich nicht gesundheitsgerecht verhielt! Das Rezept für ein langes und sittliches Leben lag für Hufeland (1823, S. 163) in der Mäßigung:»Das Resultat aller Erfahrung und ein Hauptgrund der Makrobiotik ist: Der Mittelton in allen Stücken ... In einer gewissen Mittelmäßigkeit des Standes, des Clima, der Gesundheit, des Temperaments, der Leibeskonstitution, der Geschäfte, der Geisteskraft, der Diät u.s.w. liegt das größte Geheimnis, um alt zu werden.«

Die Antike besaß gewiß eine andere Vorstellung von Mäßigung. Bei Hufeland wurde eine generelle»Mittelmäßigkeit« gepredigt, die keineswegs nur die Natur und die res non naturales betraf. Mäßigung bekam hier verstärkt die Bedeutung des Sparens:»Derjenige, der in einem Tage noch einmal so viel Lebenskraft verzehrt als ein anderer, wird auch in halb so viel Zeit mit seinem Vorrath von Lebenskraft fertig seyn, und Organe, die man noch einmal so stark braucht, werden auch noch einmal so bald abgenutzt und unbrauchbar seyn« (Hufeland 1823, S. 58 f.).

Die ökonomische Haltung des Bürgertums, keinen Luxus zu betreiben, sich nicht sinnlos zu verausgaben, sondern zu kalkulieren und Mehrwert zu produzieren, wurde von Hufeland implizit zu einer generellen Lebenshaltung erhoben. Eine lebensreduzierende Wirkung wurde folgenden Momenten angelastet:

»Alles das muß es nehmlich verkürzen, was
- entweder die Summe der Lebenskraft an sich vermindert,
- oder was den Organen des Lebens ihre Dauer und Brauchbarkeit nimmt,
- oder was die Lebensconsumtion unserer selbst beschleunigt,
- oder was die Restauration hindert« (Hufeland 1823, Bd. 2, S. 6).

Insbesondere habe sich der Mensch vor schleichenden Feinden zu hüten, »welche ihr destruirendes Geschäft im Verborgenen treiben, und uns alle Tage etwas von unserem Leben stehlen, wovon wir gar nichts merken, aber wovon die Summe sich am Ende schrecklich hoch belaufen kann« (ibd., S. 7). Gesundheit und ein langes Leben erschienen in dieser Perspektive als die einzigen Dinge, weswegen es zu leben lohnt, der Lebensvollzug hingegen geriet in den Verdacht, die Lebenskraft zu schwächen. Das Leben selbst wurde zum Feind des ersehnten langen Lebens. Lebensverlängernd sollten u. a. folgende Momente wirken: eine strenge und harte Erziehung der Kinder, das Meiden von Ausschweifungen in der Liebe und der selbstzerstörerischen Masturbation, von übermäßiger Anstrengung, von Krankheiten, von unreiner Luft (Stadtleben) und nicht zuletzt von Unmäßigkeit im Essen und Trinken (ibd., S. 11 ff.). »Zu viel Essen heißt, wenn man so lange ißt, bis man nicht mehr kann ... Die alte Regel bleibt also immer noch wahr: Man höre auf zu essen, wenn man noch etwas essen könnte« (ibd., S. 39). Hufeland bevorzugte deshalb die einfache Kost, raffinierte Nahrungszubereitung verführe nämlich zur Völlerei (ibd., S. 39). Die Völlerei sei weitverbreitet: »Man kann mit Wahrheit behaupten, daß der größte Theil der Menschen viel mehr ißt, als er nöthig hat, und schon in der Kindheit wird uns durch das gewaltsame Hinunterstopfen und Ueberfüttern der natürliche Sinn genommen, zu wissen, wann wir satt sind« (ibd., S. 217).

Ende des 18. Jahrhunderts formierte sich ein neuer, nicht mehr diätetischer, aber auch noch nicht rein naturwissenschaftlicher Diskurs über die Nahrungsaufnahme: »Seit dieser Zeit mehrten sich unter dem Einfluß der Aufklärung und der emporstrebenden Zweige der modernen Wissenschaft erste Schriften, in denen zusammengefaßt über die ›antiquitaties culinariae‹ referiert wurde, wobei zwischen medizinisch-diätetischen, hygienischen sowie wirtschaftlich-technischen Aspekten noch nicht sonderlich unterschieden wurde« (Teuteberg 1993, S. 109). Ganz unterschiedliche Diskurse – würde man heute sagen – wurden damals noch vermengt. Das sollte sich alsbald ändern: Die naturwissenschaftliche (biochemische) Sichtweise der Ernährung, die mit den Namen Liebig, Muldner, Moleschott, Voit, Pettenkofer und Rubner verbunden ist, eroberte Mitte des 19. Jahrhunderts die Vormachtstellung. »Dabei geriet in Vergessenheit, daß der Mensch nicht nur eine ›Kalorienverbrennungsmaschine‹, d. h. ein physisches Objekt mit Organen und Stoffwechselvorgängen, sondern zugleich auch ein psychisches Subjekt mit individuellen Lebensäußerungen und sozialen Bindungen ist ...« (Teuteberg, S. 110). Der Fortschritt der naturwissenschaftlichen Ernährungslehre hinterließ damit neben seinen zahlreichen segensreichen Effekten, wie dem Erlaß von Lebensmittelgesetzen, eklatante Lücken. Daß Nahrungsaufnahme etwas mit Kultur zu tun haben könnte, wurde verleugnet. Daß Ernährung häufig ein wesentliches Element der individuellen Lebensweise darstellt, wurde übersehen. Diese Lücken wurden flugs besetzt – von den Lebensreformbewegungen des 20. Jahrhunderts und von den zahllosen Ernährungssekten und -ideologien.

Tanner faßte diesen Veränderungsprozeß hin zu einem naturwissen-schaftlichen Menschenbild, hin zu einer Theorie der »Kalorienverbren-nungsmaschine« hervorragend zusammen: »Die Theorie der Blutzirkula-tion, der Verbrennung von ›Kalorien‹, die Hypothese eines zellulären Aufbaus des Körpers und das Konzept einer physiologischen Arbeits-teilung verhalfen der Metapher von der Motor-Maschine Mensch zum Durchbruch. Durch die Entdeckung der thermodynamischen Gesetze erhielt diese eine weitere wissenschaftliche Legitimation. Aufgrund der Forschungen von Jean Baptiste Boussingault, Justus Liebig und G. J. Mulder wurden um die Jahrhundertmitte die organischen von den anor-ganischen Nährstoffen und die ›plastischen‹, d. h. körperstoffbildenden und mechanische Energie liefernden, von den ›respiratorischen‹, als Brennmaterial der Wärmeerzeugung dienenden Nahrungsmittel unter-schieden.

›Ernährung/Essen‹ wurden auf diese Weise in ein spezifisches Wahr-nehmungsfeld integriert und – als Dispositiv im Sinne von Foucault – von einem neuen naturwissenschaftlichen Diskurs besetzt ... Es handelt sich um den Aufstieg eines Experten-Diskurses, der sich eines wissenschaftlich exakten, abstrakten Begriffsapparates bediente« (Tanner 1993, S. 271).

Was meinte Tanner mit Dispositiv? Wie sah der Diskurs aus, und wel-che Effekte hat er gezeigt? Am Beispiel der Übergewichts- oder der Adi-positasforschung (vgl. S. 53ff) lassen sich das Dispositiv sowie der Diskurs exemplarisch veranschaulichen.

Die Geschichte des Genusses bei der Nahrungsaufnahme

Bisher wurde skizziert, was und wie die Menschen in Europa in den letz-ten 2000 Jahren gegessen haben und wie sich das Lehrgebäude der Diätetik und damit auch die vorherrschende Ernährungslehre geändert haben. Die geschichtliche Sichtweise soll nun durch einige Überlegungen dazu, ob und wie sich der Genuß beim Essen verändert hat, ergänzt wer-den.

Das Titelblatt des »Stern« vom 30.3.1994 zeigte ein römisches Eßge-lage. Im Gegensatz zu den visuellen Veranschaulichungen dieses Themas aus der Antike fand sich auf dem Bild nur eine Person – eine leicht ent-kleidete Frau als einsame Esserin? –, die, das wäre der Antike zudem ganz fremd, fast nur Obst zu sich zu nehmen beabsichtigte. Der Stern-Titel zu dem Bild lautete: »Die Genuß-Diät – Gesund und schlank durch Essen«. Wie soll das gehen? Ist es wirklich möglich, mittels genußvollen Essens abzunehmen? Etliche dicke Menschen, denen der Genuß beim Essen gewiß nicht fern liegt, wären angesichts dieser innovativen Diätempfehlung sehr erstaunt. Kann denn das nahezu alleinige Essen von Obst, wie es das Stern-Titelblatt suggeriert, wirklich genußvoll sein? Im »Stern Extra« zu diesem Thema (S. 113 – 130) wurde die Titelschlagzeile erläutert: Gesund und schlank durch Essen durch die Entwicklung einer genußreichen Eßkultur anstelle des beiläufigen Herunterschlingens zu süßer und zu fetter Lebensmittel. So sei das Essen Erlebnis und Ereignis, was wiederum zu einer geringeren Nahrungsaufnahme führe. Professor Barth berief sich in dieser Argumentation auf die französische Eßkultur, die zwar weitaus besser entwickelt ist als die deutsche, aber – wie epidemiologische Daten belegen – dennoch nicht zu einem geringeren Anteil Übergewichtiger in der Gesamtbevölkerung führt. Es ist ohne Zweifel erfreulicher, durch tägliche Fünf-Gänge-Menüs dick zu werden als durch Eisbein und Bulette. Das Resultat ist jedoch dasselbe. Der Versuch des »Stern«, Genuß und Diät miteinander in Einklang zu bringen, könnte sich als Versuch der Quadratur des Kreises erweisen. So ist Genuß traditionell eher mit einem Mehr an Nahrungsaufnahme assoziiert, auch wenn es nur ein bißchen mehr ist. Diät hingegen ist stets mit einer kärglich-asketischen Nahrungsaufnahme verbunden.

Wir, die wir in einer ausgesprochenen Diätgesellschaft leben, staunen heute über die offenbar genußreichen Nahrungsexzesse der Römer. Das von Petronius beschriebene Mahl Cena Trimalchionis erweckt aus heutiger Sicht gemeinhin mehr Unverständnis oder gar Abscheu als Bewunderung. Unschwer läßt sich jedoch aus dem belustigt-distanzierten Ton des Autors Petronius erkennen, daß auch die Zeitzeugen die Ausschweifungen und kulinarischen Spitzfindigkeiten des Neureichen Trimalchion durchaus zwiespältig aufnahmen bzw. sich zum Exzeß in gewisser Weise auch überwinden mußten. Einer der zahllosen Gänge des berühmten Gelages wurde wie folgt beschrieben:»Es kam eine runde Maschine, in welcher die zwölf himmlischen Zeichen in einem Kreis geordnet waren, auf deren jedes der Künstler eine Speise gelegt hatte, welche ihm zukam. Auf den Widder Kichererbsen, auf den Stier ein Stück Ochsenfleisch, auf die Zwillinge Hoden und Nieren, auf den Krebs eine Krone, auf den Löwen eine afrikanische Feige, auf die Jungfrau einen Schinken, auf die eine Schale der Waage eine Pastete, und auf die andere einen Kuchen, auf den Skorpion ein Seefischchen, auf den Schützen einen Hasen, auf den Steinbock eine Meerspinne, auf den Wassermann eine Gans, auf die Fische zwei Barben: in der Mitte aber war ein grüner ausgeschnittener Rasen, auf welchem eine Honigwabe lag ... Wie wir mit keinem allzu großen Appetit diese Speisen versuchten, so sagte Trimalchion: ›Die Speisen machen die Mahlzeiten nicht allein aus, wir müssen auch essen!‹« (Heckmann 1979, S. 41 f.). Nach etlichen weiteren Gängen fand auch der folgende nähere Beschreibung:»Darauf wurden wir mit einer Keule von einem jungen Bären bedient, und da meine Scintilla unvorsichtiger- weise davon gegessen hatte, spie sie bald Lunge und Leber darauf aus. Ich aber habe mehr als ein ganzes Pfund davon zu mir genommen, es hatte völlig den Geschmack von Schwarzwildbret. Wenn der Bär das Mensch- lein frißt, sagte ich, wieviel mehr muß das Menschlein den Bären essen? Kurz! Wir hatten weichen Käse und Weinsuppe und Schnecken und Gehacktes und Leber und gefüllte Eier und Rüben und Senf und alles in der Art von großen Schüsseln, welche Palamed erfunden hat, wofür es ihm ewig gutgehen müsse! – Darauf wurden Austern ...«(ibd., S. 44).

Die Welt des alten Roms und die des »Stern« haben ganz offensichtlich wenig gemeinsam: Auf der einen Seite steht ein wirklicher Exzeß und auf der anderen ein simulierter. Wie kommt es zu dieser Simulation? Warum mußte der »Stern« überhaupt auf den Genuß rekurrieren? Weil in den letzten vierzig Jahren in den Medien, aber auch in den Wissenschaften, die sich mit der Nahrungsaufnahme beschäftigen, nur noch von ver- meintlich gesunder schlanker Figur, von Diäten und von Kalorien die Rede war, was wiederum den vorläufigen Schlußpunkt einer 2000jährigen Geschichte der Entkopplung von Essen und Genuß bildet.

Der »Stern« verkündete also eine Trendwende mit dem Ziel der Scha- densbegrenzung: Das asketische Diäten hat, darüber sind sich die Exper- ten mittlerweile einig, weit mehr negative als positive Effekte. Deshalb wird also der Genuß herbeizitiert. Dem Genuß aber wird nun umgekehrt die Rolle des Allheilmittels übertragen, gerade weil er in den letzten Jahr- zehnten auch von sehr anerkannten Forschern völlig negiert worden ist: »Der genüßliche ›Fresser‹, der fetttriefende Hähnchenschenkel und kalo- rienschwere Sahnetorten förmlich in sich hineinschlingt, der ehrlich von sich selbst davon überzeugt ist: ›Dicksein ist schön‹, der bei einer Mahl- zeit schon wieder an die nächste denkt, dieser Fall ist ganz sicher eine Erfindung der Karikaturisten oder ein ausgesprochen seltener Fall für eine psychiatrische Behandlung« (Pudel 1980, S. 26).

Pudel konnte es sich also nicht einmal vorstellen, daß ein normaler Dicker mit Genuß ißt. Genuß wurde hier vor nicht allzu langer Zeit gleichsam »psychiatrisiert«. Die im folgenden zu beantwortende Frage ist: Was ist in 2000 Jahren abendländischer Geschichte geschehen, daß der Genuß als Quelle der Lebensfreude zum positiv nicht mehr Denkbaren geworden ist?

Das Problem, wie der Genuß zur Nahrungsaufnahme finde, stellte sich in der Antike in keiner Weise. Vielmehr wurde die innere Natur des Men- schen, ob sie nun – Lust und Befriedigung suchend – zum sexuellen Kon- takt oder zur Küche strebte, als derart übermächtig angesehen, daß es primär darum ging, sie zu kontrollieren und ihr Einhalt zu gebieten. Ohne Kontrolle, dessen waren sich die damaligen Menschen sicher, hätten die Gelüste den Menschen gänzlich bestimmt, ihn gleichsam um den Verstand gebracht. »Als ich nach Unteritalien kam, ... da gefiel mir das als so glücklich gepriesene Leben dort, mit seiner Fülle von italienischen und syrakusanischen Schmerrmahlzeiten durchaus nicht, ein Leben, das darin besteht, daß man sich zweimal am Tage vollfrißt und nachts nie alleine schläft ... Denn bei einer derartigen Lebensweise kann wohl keiner der Erdensöhne je verständig werden« (Platon, zit. nach Schipperges 1978, S. 42-53). Es soll hier nicht unerwähnt bleiben, daß der so Schreibende selbst in keiner Weise zu den Dünnen zu zählen war. Die Griechen aber verabscheuten den ausbalancierten Genuß gewiß nicht: Zum Beispiel, weil er es ermöglichte, die traurigen und trostlosen Aspekte des Lebens zu kompensieren. »Als man ihn fragte, was das beste für die Menschen sei, soll Homer geantwortet haben: nicht geboren zu werden. Auf die Frage aber, was das höchste Gut im Menschenleben sei, habe er das ›festliche Mahl mit viel Speise und Trank und dem Lied des Sängers‹ genannt« (Meier 1993, S. 26). Der antike Genuß hat auch etwas mit einer Kunst zu tun, einem Können und keinem Müssen. Genuß bestimmt sich so über ein Balancehalten: »Lustbereitschaft und zugleich Distanz – diese sogar als doppelte: ›innere Distanz‹ zu sich selbst, ›äußere‹ den Objekten des Genusses gegenüber« (Krusche 1993, S. 43). An der antiken Haltung zum Genuß ist zu erkennen, daß es zwar durchaus um Mäßigung, aber auch um Risikobereitschaft geht: Es gibt keinen Genuß ohne das Auskundschaften eigener Grenzen.

Seneca – der Ratgeber Neros und in der Tradition der Stoa stehend – verschärft das frühantike, platonische Mäßigungspostulat erheblich. In den an seinem Lebensabend entstandenen «Briefen an Lucilius« schreibt er: »›Ein großer Reichtum ist eine nach dem Naturgesetz geregelte Armut.‹ Weißt Du aber, welche Grenzen uns jenes Naturgesetz zieht? Nicht hungern, nicht dürsten, nicht frieren. Um Hunger und Durst zu stillen, ist es nicht nötig, an hochmütigen Schwellen zu sitzen, nicht den überheblichen Blick oder gar eine verächtliche Herablassung zu ertragen. Nicht ist es nötig, Meere zu befahren, noch in den Krieg zu ziehen. Leicht zu beschaffen ist, was die Natur verlangt, und naheliegend. Für Überflüssiges schwitzt man; das ist es, was die Toga abnützt, was uns im Soldatenzelt zu altern zwingt, was uns zu fremden Ufern treibt; zur Hand ist, was genügt. Wer sich mit der Armut gut verträgt, ist reich« (Seneca 1977, S. 19).

Seneca hatte gut reden. Er war zu seiner Zeit, abgesehen vom Kaiser, mit Abstand der reichste Mann Roms. Gleichwohl schrieb er das Manifest aller alternativ-ökologischen Bewegungen. Die Menschen müßten ihre Ansprüche nur auf das Naturnotwendige reduzieren, um allem Ungemach wie Krieg oder Reisen oder anderen übermäßigen Anstrengungen zu entkommen. Es seien die Maßlosigkeit und die Genußsucht, die die Menschen ins Verderben treiben. Seneca definierte damit Genuß neu. Er bestand für ihn weniger im Ausleben der menschlichen Natur als in ihrem maximalen Zurückschrauben. So hoffte er, Leiden zu entgehen, die hochgeschraubte Erwartungen mit sich bringen, und so zu Lebenskunst zu gelangen. An die Stelle des sinnlichen Genusses trat die asketische Ästhetik der Existenz, die durchaus genußvoll war, indem sie Unnötiges und Leiden vermied.

Es war das Christentum, das einerseits die Tradition der Stoa aufgriff, andererseits prinzipiell jede Art von sinnlichem Genuß mit der Idee des Bösen vermengte. »Das Fleisch ist des Teufels«, meinte das Christentum. Die Antike versuchte die Übermacht der inneren Natur zurückzudrängen, das Christentum kontaminierte die innere Natur. Der Genuß war damit ein grundsätzlich zwiespältiger geworden.

»Es ist nicht die Unreinheit des Fleischgenusses, vor der ich zurückschrecke, sondern die Unreinheit der Begier. Wohl weiß ich, daß dem Noah jede Art von Fleisch, die sich zur Speise eignet, zu essen erlaubt war, daß Elias sich an der Fleischnahrung stärkte, daß Johannes, dem es gegeben war, sich auf eine so wunderbare Art zu enthalten, sich nicht verunreinigte, als er Heuschrecken aß. Aber ich weiß auch, daß Esau dem Verlangen nach einem Linsengericht nachgab, daß David sich den Wunsch nach einem Schluck Wasser vorwarf und daß unser König nicht mit Fleisch, sondern mit Brot versucht wurde. Darum hat das Volk in der Wüste Strafe verdient, nicht weil es Fleisch begehrte, sondern weil es in der Lust nach Speise wider den Herrn murrte.

Solchen Versuchungen ausgesetzt, kämpfe ich täglich gegen die Begier, zu essen und zu trinken. Denn da gelingt es nicht, mit einem einzigen Willensakt Schluß zu machen und nicht mehr darauf zurückzukommen, wie ich es bei der Sexualität konnte. So muß ich dem Gaumen maßvoll die Zügel mal lockern und mal straffen. Und welcher Mensch, Herr, ließe sich nicht gern einer Kleinigkeit wegen über die Grenzen des Notwendigen fortreißen? Tut es einer nicht, ist er groß, groß mache er deinen Namen!« (Augustinus, zit. nach Heckmann 1979, S. 55)

Eine vermaledeite Begierde – die Begierde nach Essen. Die Reduktion der Nahrungsaufnahme auf das Naturnotwendige, so wie es Seneca heiter propagiert hatte, stellte Augustinus vor echte Probleme. Wann ist der Magen gesättigt, und wann beginnt das Gelüst, die böse Begierde, das heiße Verlangen? Augustinus war nicht allzu optimistisch, sich der teuflischen Begierde bei der Nahrungsaufnahme widersetzen zu können. Dem Verlangen nach Genuß beim Essen ist schwerlich zu widerstehen. Es ist leicht nachzuvollziehen, daß mit der christlichen Verteufelung der Begierde ein Bruch in die Nahrungsaufnahme hineingetragen wurde: Das Teuflische wohnt im Menschen und muß bekämpft werden. Die Begierde darf nicht sein und ist dennoch da. Der Kampf gegen den Teufel ist zu kämpfen und doch zugleich verloren. Auch heute noch würde jeder Übergewichtige sein Probleme beim Abnehmen ähnlich beschreiben. Der in die Nahrungsaufnahme eingeführte Bruch führte einerseits zu einer verstärkten Selbstbeobachtung (Notwendigkeit der Überprüfung, ob es sich um Hunger oder Begierde handelt), andererseits zu einer intensiveren Beschäftigung mit der Nahrungsaufnahme insgesamt (der Tag wird zeitlich konzipiert anhand der Mahlzeitenabfolge und der Lücken; die Welt erscheint potentiell – modern ausgedrückt – als ein Supermarkt mit all seinen Verlockungen). Darüber hinaus kommt es zu einer Intensivierung des Genusses. Ist die Begierde des Teufels, dann ist sie um so attraktiver, um so intensiver. Die Erfüllung des teuflischen Wunsches gerät zur sexuellen Übertretung. Nicht zuletzt zeitigt die Erfüllung das sattsam bekannte schlechte Gewissen. Kurzerhand: Das Christentum kontaminierte, intensivierte und destruierte (mittels des nachfolgenden schlechten Gewissens) den Genuß bei der Nahrungsaufnahme. Aber hatte nicht auch die Antike die innere Natur bekämpft? Das ist durchaus richtig, jedoch geschah es mit Hilfe einer anderen Konstruktion. Die Antike hatte keinen Bruch in die Nahrungsaufnahme hineingetragen, sondern eine Schwelle errichtet: eine Schwelle gegen das Übermaß. Der inneren Natur wurden Grenzen gesetzt. Sie wurde jedoch nicht in einen guten (Hunger) und in einen bösen Anteil (Begierde) aufgeteilt.

Die Augustinische Position der nur den Hunger stillenden minimalen Nahrungsaufnahme konnte sich im christlichen Mittelalter als alleinverbindliche Richtschnur nicht durchsetzen. Vielmehr entbrannte in der Kirche gerade an der Nahrungsfrage die Diskussion, wie ein gottgefälliges Leben auszusehen habe. Lange vor der protestantischen Kritik wetterten z. B. die Franziskaner gegen den Luxus und das gute Leben einiger Mönchsorden sowie zahlreicher kirchlicher Würdenträger, die an einem guten Essen und an einer gewissen Wohlbeleibtheit nichts auszusetzen hatten. Die modernen Typen des Adipösen und des Anorektikers wurden somit im christlichen Mittelalter vorgezeichnet. Dabei repräsentiert der Benediktinermönch, der weder Speis' noch Trank abhold war und zufrieden seinen dicken Bauch tätschelte, das eine und der asketische, radikale und weltentsagende Franziskanermönch das andere Extrem.

In der Neuzeit ging der Einfluß der Kirche auf die Nahrungsaufnahme nicht verloren, aber der moderne Staat und seine Vorläufer schickten sich ebenfalls an, steuernd in die Ernährungsfrage einzugreifen. Mit dem ausgehenden Mittelalter verstärkten sich z. B. die Bemühungen der Städte, ein öffentliches Gesundheitswesen zu errichten. Auch der moderne Staat begann, sich um die Gesundheit der Bevölkerung zu kümmern. In gewisser Weise wurde die Bevölkerung erst erfunden: eine Bevölkerung, die nun unter dem Blickwinkel betrachtet wurde, wie sie für das Allgemeininteresse nützlich sein könnte. Nützlich konnte sie nur sein, wenn sie hinreichend gesund war, vor allem wenn sie hinreichend maßvoll lebte. Mäßigung wurde seit dem 16. Jahrhundert zu einem Zauberwort, einer Beschwörungsformel, die dazu dienen sollte, aus wahllos in sich hineinschlingenden und trinkenden Menschen möglichst sittsame und diszipliniert arbeitende Menschen zu machen. Der Protestantismus als quasi neue Staatsreligion hat diesen Prozeß unterstützt. Gewissenhaftigkeit, Sittsamkeit, Mäßigung, Pflichterfüllung, Gottgefälligkeit und Staatstreue wurden in gewisser Weise zu Synonymen.

Sich durch den Umgang mit dem eigenen Körper an den gedachten Gott anzunähern wurde nicht nur propagiert, sondern auch durchgesetzt. Davon berichten, wie bereits ausführlich dargestellt, Elias (1969) oder Kleinspehn (1987), die zudem den subjektiven Niederschlag der Umsetzung des Mäßigungspostulats als zunehmende Affektkontrolle des neuzeitlichen Menschen thematisieren. Das Modell von Elias erlaubt es demnach, sogenannte objektive (z. B. gesellschaftliche Durchsetzung von Mäßigung) mit subjektiven Prozessen zu verzahnen. Im Sinne von Elias könnte deshalb auch formuliert werden, daß der Genuß im Zuge der zunehmenden Affektkontrolle ein anderer wird. Ob er wirklich, wie Elias meint, ein geringerer wird, läßt sich bezweifeln. Bedeutet restriktiver Umgang mit dem Körper einen geringeren Genuß? Vermutlich ist dies nicht unmittelbar die Folge. Es handelt sich zunächst um das unterschiedliche, aber in der Dimension Genuß nicht quantitativ abstufbare Vergnügen, auf der einen Seite elegant und kultiviert in einem noblen Restaurant zu speisen, auf der anderen Seite zu Hause beim Fernsehen mit Heißhunger eine Kilopackung Eis auszulöffeln und anschließend den Resthunger mit vielen Chips und Bier zu stillen. Es sind andere Genüsse, die auch unterschiedlich kodiert werden. Der im Drei-Sterne-Restaurant speisende Gourmet gilt zwar vielleicht als Snob, er repräsentiert jedoch die übliche gesellschaftliche Norm der kultivierten Nahrungsaufnahme, gegenüber der das Verschlingen von Eis und Chips als verworfen angesehen wird. Das verworfene Essen mag mit einem schlechten Gewissen verknüpft sein, gleichwohl oder gerade deshalb verschafft es einen intensiven anderen Genuß. Die von der neuzeitlichen gesellschaftlichen Macht durchkreuzte Begierde nach Essen und Trinken produziert demnach verschiedene Genüsse mit unterschiedlichem moralischem Ansehen. Der Genuß wird also in der Neuzeit grundsätzlich mit einer Reihe von Verhaltensvorschriften verbunden. Die Nahrungsaufnahme ist in das Fadenkreuz der Macht geraten. Analog zur christlichen Thematisierung des Fleisches ist die weltliche Macht in der Neuzeit darum bemüht, die Nahrungsaufnahme und andere Aspekte der inneren Natur des Menschen zu kontrollieren und zu modellieren. Das primäre Ziel ist hierbei, Verfügungsgewalt über den Körper des einzelnen zu bekommen. Erst sekundär geht es um inhaltliche Zielsetzungen wie z. B. Mäßigung. Es handelt sich also um eine Form der Entprivatisierung der inneren Natur des Menschen. Parallel zu dem umfassenden Prozeß der Privatisierung des öffentlichen Lebens in Europa (ab dem 15. und 16. Jahrhundert; vgl. Ariès und Duby 1989 bis 1993) fand also eine Vergesellschaftung des Menschen – genauer gesagt seines Körpers – statt. Damit wurde auch der Genuß eingeschränkt, so daß er zwischen Ureigenstem und Enteignung zu stehen kam.

Die inhaltlichen Zielsetzungen der Modellierung des menschlichen Körpers gingen hinsichtlich der Nahrungsaufnahme durchaus in Richtung einer Einschränkung, die wiederum andere Formen der Entgrenzung erzeugte. Die Restriktionen zielten auf eine heutzutage unvorstellbare Maßlosigkeit: Fischer (1933, Bd. 1, S. 265) beschrieb sogenannte Mäßigungsorden aus dem 16. Jahrhundert, die gegen den Alkoholmißbrauch gerichtet waren:»Die Verbindung bezweckt, daß die Mitglieder sich jeglichen Vollsaufens 2 Jahre hindurch enthalten. Während dieser Zeit darf kein Mitglied zu einer Mahlzeit mehr als 7 Ordensbecher austrinken. Täglich sollten nur 2 Mahlzeiten stattfinden, und die Becher, die etwa zur Suppe, d. h. zum Frühstück oder als Schlaftrunk oder sonst zwischen der Zeit genossen wurden, waren von den täglich erlaubten 14 Bechern abzuziehen. Zur Löschung des weiteren Durstes wurde Bier, saures oder anderes Wasser, auch Julap erlaubt.«

Die Grundsätze dieses Ordens hatten mit denen der Anonymen Alkoholiker nichts gemeinsam. Vielmehr scheint es sich um einen Club ausgemachter Trinker gehandelt zu haben. Der maximale Genuß wurde in der europäischen Neuzeit durch die Umsetzung von Mäßigungsvorschriften aber durchaus allmählich eingeschränkt.

Noch zu Beginn des 19. Jahrhunderts versuchte Brillat-Savarin (1984, S. 174) eine maßvolle Kultur des Genusses zu etablieren und diese von der Maßlosigkeit abzugrenzen:»Sobald die Feinschmeckerei Fresserei, Gefrässigkeit und Völlerei wird, so verliert sie ihren Namen und ihre Vortheile, entzieht sich unserem Bereiche und gehört in dasjenige des Moralisten, der sie mit Predigten, oder des Arztes, der sie mit Arzneien behandeln wird.«

Feinschmeckerei auf der einen, Völlerei auf der anderen Seite bildeten die Kategorien des Denkens Brillat-Savarins. Dem Kriterium des rechten Maßes entsprechend, sind dies in gewisser Weise dieselben Kategorien, die sich bereits zu Beginn der abendländischen Geschichte abzeichneten. Nur ging es in der frühen Antike zunächst weniger um die Verfeinerung der Genüsse als um eine Zügelung der inneren Natur. Auch wenn das Christentum in die fleischlichen Genüsse den Teufel hineingetragen hat, waren hier beide Kategorien lebbar. In der Neuzeit wurde die Nahrungsaufnahme unter Nützlichkeitserwägungen des Staates betrachtet und ein Zuviel an Nahrungszufuhr strikt reglementiert. Die staatliche Einflußnahme auf den Körper jedes einzelnen und der Prozeß der Zivilisation führten einerseits zu einer Kultivierung des Essens – der Feinschmeckerei – und andererseits zu ihrem Gegenstück – einer verworfenen Form der genußvollen Maßlosigkeit, die Brillat-Savarin und Pudel (s. o.) pathologisch und dringend behandlungsbedürftig erschien. Ganz offensichtlich ist die Grenze zwischen Feinschmeckerei und Völlerei nicht eindeutig zu ziehen. Was für den einen noch Feinschmeckerei ist, erweist sich für den anderen als maßlose Prasserei. Derart geraten die Feinschmeckerei und der Genuß prinzipiell in den Verdacht der moralisch verurteilten Maßlosigkeit. Feinschmeckerei und Völlerei können durchaus nebeneinander bestehen. Deshalb nimmt es nicht wunder, daß Pudel den genußvollen Dicken in die Psychiatrie überweisen will. Der kontrollierte Genuß ist vom Verschwinden bedroht.

Die Geschichte der Abweichungen vom normalen Essen

Adipositas als historisch variables Dispositiv

Im 19. und 20. Jahrhundert gab es neben den bereits in den vorherigen Kapiteln erwähnten Aspekten im wesentlichen zwei Faktoren, die den Genuß zum Schwinden brachten: 1. die Schlankheitskultur, 2. die Verwissenschaftlichung des Essens. Um diese Aspekte soll es in dem nun folgenden historischen Überblick gehen.

Zunächst müssen jedoch die Begriffe »Adipositas« und »Dispositiv« erklärt werden. Adipositas kann mit Fettsucht oder Fettleibigkeit übersetzt werden. Der Begriff des »Dispositivs« wurde von Michel Foucault mit einer spezifischen Bedeutung belegt. Er verstand darunter eine Art Vorkehrung.

Auf die in einem Interview gestellte Frage: »Welchen Sinn und welche methodologische Funktion gibst Du diesem Ausdruck ›Dispositiv‹?« antwortete Foucault: »Was ich unter diesem Titel festzumachen versuche, ist erstens ein entschieden heterogenes Ensemble, das Diskurse, Institutionen, architekturale Einrichtungen, reglementierende Entscheidungen, Gesetze, administrative Maßnahmen, wissenschaftliche Aussagen, philosophische, moralische oder philanthropische Lehrsätze, kurz: Gesagtes ebensowohl wie Ungesagtes umfaßt. Soweit die Elemente des Dispositivs. Das Dispositiv selbst ist das Netz, das zwischen diesen Elementen geknüpft werden kann. Zweitens möchte ich in dem Dispositiv gerade die Natur der Verbindung deutlich machen ... Kurz gesagt, gibt es zwischen diesen Elementen, ob diskursiv oder nicht, ein Spiel von Positionswechseln und Funktionsveränderungen, die ihrerseits wiederum sehr unterschiedlich sein können. Drittens verstehe ich unter Dispositiv eine Art von – sagen wir – Formation, deren Hauptfunktion zu einem gegebenen historischen Zeitpunkt darin bestanden hat, auf einen Notstand (urgency) zu antworten. Das Dispositiv hat also eine vorwiegend strategische Funktion« (1978b, S. 119 fy.).

Im Sinne Foucaults besteht das Dispositiv aus einem Netz unterschiedlicher Elemente, die im Rahmen des Netzes immer wieder neu angeordnet werden können und die als Gesamt im historischen Kontext einen strategischen Charakter besitzen. Warum aber und wie kann Adipositas als Dispositiv funktionieren? Zur Beantwortung der Frage, ob Essen als Dispositiv fungiert, ist es unabdingbar, einen Blick in die Geschichte des Essens und der Dickleibigkeit zu werfen. Denn ein Dispositiv ist per se historisch und so nur historiographisch rekonstruierbar.

Besonderen Wert soll bei der Darstellung der Adipositasforschung auf die epochenspezifische Thematisierung der Dickleibigkeit gelegt werden. Die Auseinandersetzung mit dem dicken Körper war zu keiner Zeit frei von kulturellen Einflüssen. Vielmehr konnte mittels der Thematisierung der Adipositas schon immer – im weitesten Sinne – Politik betrieben werden. In die Adipositasforschung gingen nicht nur die jeweiligen kulturellen Vorstellungen ein, mit ihr wurde auch massenpädagogisch interveniert und der Gesellschaftskörper strukturiert. Analoges läßt sich zur Sexualität sagen. Genau deshalb kann sich Adipositas als ein Dispositiv erweisen.

Adipositasforschung im Sinne einer speziellen Fachrichtung besteht erst seit ca. zwei Jahrhunderten, d. h. nur in diesem Zeitraum wurden Monographien über das Problem der Adipositas geschrieben. Demnach gehört auch die Adipositasforschung zu dem bereits genannten Transformationsprozeß: von der Diätetik zur naturwissenschaftlichen Ernährungslehre. Doch muß dem Umstand Rechnung getragen werden, daß Dickleibigkeit im Abendlande seit der griechischen Antike ein Thema gewesen ist.

Die Thematisierung der Adipositas bis zum 18. Jahrhundert

Unter dem Namen polysarkia (Fleischesüberschuß) wurde in der griechischen Antike die Adipositas problematisiert. Allerdings wurde ihr insgesamt nicht viel Aufmerksamkeit geschenkt. Sie galt nicht als organisch bedingte Krankheit. Als Ursachen dieses Leidens wurden übermäßiger Nahrungsgenuß und Trägheit bzw. Faulheit angesehen. Adipositas wurde als Folge des Verfehlens des rechten Maßes verstanden. Auch wenn die Adipositas nicht besonders beachtet, nicht als Krankheit bezeichnet und nicht als bedeutsames Gesundheitsproblem begriffen wurde, galt sie dennoch als ein sozial unerwünschter körperlicher Zustand. Für Platon und Xenophon beleidigte die Dickleibigkeit den Schönheitssinn, beeinträchtigte die körperliche Tüchtigkeit und damit auch die militärische Leistungsfähigkeit eines Stadtstaates. Gerade deshalb wurde die Wohlbeleibtheit mißbilligt und mit Geldstrafen belegt. Bei den Spartanern soll es auch zu öffentlichen Auspeitschungen gekommen sein.

»Bei den Spartanern, welche rührige und kriegstaugliche Männer brauchten, galt die Corpulenz für eine Schande, weil dieser Zustand die Idee der Schläfrigkeit und Schwäche in sich schloss. Daher wurden dann die Personen, welche eine Hinneigung zu dieser Krankheit zeigten, auf der Ephoren Geheiss, der Behandlung mittels Frictionen unterworfen; in einigen Fällen geboten sie sogar, dass dieselben mit Ruthen gepeitscht wurden« (Wadd 1839, S. 130).

Das in der griechischen Antike noch eindeutige Verhältnis zur Adipositas verlor später an Klarheit. Dickleibigkeit wurde nicht als Krankheit begriffen, sondern als Folge von Unmäßigkeit, für die jeder selbst verantwortlich gemacht wurde. Das ätiologische Konzept zur Adipositas änderte sich mit Celsus (1. Jh. n. Chr.). Neben den traditionellen ätiologischen Faktoren der Mast und Trägheit vermutete er eine natürliche Anlage zum Fettansatz, die für ihn in einer zu schlaffen Haut bestand. Hier wurde der konstitutionelle Faktor in das Ätiologiekonzept aufgenommen.

Dickleibigkeit wurde von nun an prinzipiell als durch zwei Faktorengruppen bedingt angesehen: die exogenen und die endogenen. Die Frage der individuellen Verantwortlichkeit für die eigene Dickleibigkeit ist bis zum heutigen Tage strukturell ungeklärt geblieben. Anders formuliert: Je nach kultureller Konstellation und Laune der Experten wird Adipositas einmal eher als individuell unverschuldet, ein andermal als individuell verschuldet angesehen.

Das Verhältnis zur Wohlbeleibtheit änderte sich im Mittelalter insofern, als sie nun im Rahmen der christlichen Doktrin betrachtet wurde. Aus dieser Perspektive erschien sie nicht als Krankheit, sondern als Sünde, als Vergehen gegen Gott. Entsprechend wurde sie mit Sanktionen belegt. Wadd (1839, S. 131) weiß von christlichen Behandlungsmethoden zu berichten: »Es ist uns gesagt worden, und wir glauben es auch gelesen zu haben, ohne dass wir die Glaubwürdigkeit der Thatsache verbürgen wollen, dass in manchen Mönchsklöstern eine sonderbare Behandlungsmethode Behufs der Abmagerung der zu fetten Klosterbrüder gang und gebe gewesen sey. Man schloss nämlich den corpulenten Mönch 15 bis 20 Tage lang in ein Gemach mit hoher Decke ein, in dieser Zeit wird ihm nichts als Wasser gebracht: dagegen hing von der Mitte der Decke herab, an einem Stricke ein grosses Brod, welches zu seiner Nahrung bestimmt war, und nöthigenfalls auch erneuert wurde. So lebt nun der Mönch lediglich von den Krümeln, welche er mit einem schlechten Säbel von dem Brode, das er selbst auf diese Weise nur mittelst eines starken Sprunges zu erreichen vermochte, herabzuschlagen im Stande war.«

Auch in der frühen Neuzeit wurde Adipositas noch nicht als Krankheit definiert. Dies mag nicht nur daran liegen, daß Dickleibigkeit nach wie vor zuvörderst unter christlichen Aspekten betrachtet wurde, sondern auch daran, daß das Schönheitsideal der Renaissance und des Barocks eher in einem wohlbeleibten Körper bestand. Gleichwohl wurde in Einklang mit den neuzeitlichen Veränderungen des Mäßigungspostulats auf Gesundheit mehr geachtet und dementsprechend Dickleibigkeit als Gefährdung eines langen Lebens begriffen.

Wie bereits angesprochen, bemühte sich der Staat ab dem 17. Jahrhundert um die allgemeine Durchsetzung seiner Mäßigungs-, Gesundheits- und Sittlichkeitsvorstellungen. Deshalb ist es nicht verwunderlich, daß ab dem 18. Jahrhundert die ersten Monographien über Adipositas entstanden. Denn einhergehend mit der globalen Umorientierung des modernen Staates, der erkannte, daß er als Basis für seine neuen militärischen und ökonomischen Strukturen (Massenheer und Fabrik) einer ausreichend gesunden Bevölkerung bedurfte, wurde Übergewicht zunehmend als potentiell gesundheitsabträgliches Phänomen wahrgenommen.

Im folgenden werden nur einige Aspekte der Thematisierung der Adipositas in den letzten beiden Jahrhunderten beleuchtet. Im Vordergrund sollen die in der Regel eher vernachlässigten kulturspezifischen Nebeneffekte der Diskursivierung der Adipositas stehen.

Definition der Adipositas

Galt bis ca. 1900 nur den extrem Fettleibigen das Augenmerk, so wird im 20. Jahrhundert das wissenschaftliche Interesse auf die gesamte Bevölkerung ausgeweitet und diese dahingehend untersucht, zu welchen Anteilen sie als dickleibig zu bezeichnen ist. Das Forschungsobjekt hat sich also gewandelt. Es umfaßt jetzt alle Menschen und nicht nur eine Minderheit. Einfache Instrumente – heutzutage vertraut, damals neu – ermöglichten den Wandel: der verbreitetere Einsatz von Waagen sowie das Berechnen von normativen Gewichtsindizes wie dem nach Broca (Körpergröße in Zentimeter minus 100 gleich Normalgewicht). Durch das Erstellen von Gewichtsnormen und die Bestimmung von Abweichungen wird die Bevölkerung nicht mehr polar geschieden in Dicke und Nichtdicke, sondern fein unterteilt in stark Untergewichtige, leicht Untergewichtige, Normalgewichtige etc. Auf diese Weise wird jedem Menschen ein bestimmter Rangplatz auf der Gewichtsskala zugewiesen. Damit wird ihm auch mitgeteilt, inwieweit er als normal bzw. unnormal gilt.

Zur Veranschaulichung des Wechsels der Definition von Adipositas soll die Position des bekanntesten Fettsuchtsforschers um die letzte Jahrhundertwende, Carl von Noorden, vorgestellt werden (1910, S. 1):»Mit dem Namen Fettsucht oder Fettleibigkeit bezeichnet man einen Zustand des

Körpers, bei dem das Fettgewebe so stark entwickelt ist, daß sich aus dem übergroßen Fettreichtum Nachteile für den Gesamtorganismus oder für einzelne seiner Teile und deren Funktionen ergeben. Ich lege bei der Begriffsbestimmung Gewicht darauf, die Nachteile und Gefahren der übermäßigen Fettanhäufung mit ins Auge zu fassen; doch ist es nicht nötig, daß diese Gefahren unmittelbar bevorstehen, man hat vielmehr auch dann von Fettsucht als einem krankhaften Zustand zu sprechen, wenn man einem sehr fettreichen, sonst noch völlig gesunden Körper gegenübersteht ...«

Im 19. Jahrhundert dagegen wurde die Fettsucht eher beschreibend bestimmt. Beschrieben wurden nur die extrem Fettleibigen. Nur diese galten als gesundheitsgefährdet: »Die Statur ist mittelgross, das Gesicht ausdruckslos, besonders in den unteren Partien durch Fettwülste am Kinn unförmig; der Hals erscheint verkürzt. Die Brüste kolossal entwickelt, hängen als zwei flachgedrückte Cylinder, sich an der Innenfläche berührend, bis in die Regio epigastrica herab; der Bauch fassförmig aufgetrieben, Bauchwandungen verdünnt, besonders in der Nabelgegend ... Die Hüften unförmige Klumpen, welche bis zur Brust hinaufragen ...« (Kirsch 1873, S. 10).

Hinsichtlich einer quantifizierbaren Gewichtsnorm nahm Noorden einen unentschiedenen Standpunkt ein. Für den »mecklenburgischen Gutsbeherren« könne ein Fettbestand als normal angesehen werden, der für den »Kelten« oder den »Romanen« als unnormal gelten würde. Dennoch nannte Noorden alters-, geschlechts- und rassespezifische Durchschnittswerte. Das Durchschnittsgewicht des »robusten« 30jährigen, 1,72 Meter großen »Germanen« sollte ungefähr 69 Kilogramm betragen. Für die Normalgewichtsberechnung stellte Noorden darüber hinaus eine eigene Formel auf: Das Normalgewicht könne zwischen einer oberen und einer unteren Grenze schwanken. Auf einen Zentimeter Körpergröße könnten beim Erwachsenen zwischen 430 und 480 Gramm kommen. Ein 1,75 Meter großer Mann dürfe dementsprechend zwischen 75 und 84 Kilogramm wiegen. Dieser Mann müsse aber die 90 Kilogramm überschreiten, um als fettsüchtig eingestuft zu werden. Heutzutage würde der 1,75 Meter große Mann mit 90 Kilogramm als stark übergewichtig gelten.

Die im 20. Jahrhundert aufgestellten Gewichtsnormen wurden nicht nach medizinischen Kriterien errechnet. In der Regel orientierten sie sich an den kulturell üblichen Schönheitsidealen. Dieses Schönheitsideal wurde im übrigen in diesem Jahrhundert immer dünner, dementsprechend verringerte sich auch das sogenannte Normalgewicht.

Angesichts der in der Regel ausreichenden Versorgungslage im 20. Jahrhundert (was für das 19. noch nicht selbstverständlich war) hat möglicherweise die Normierung des Gewichts dazu beigetragen, das durchschnittliche Körpergewicht in Grenzen zu halten.

Gewiß aber hat sie noch andere (gesellschaftspolitische) Effekte gezeitigt:

• Die Normierung, die für uns vollkommen selbstverständlich geworden ist, ermöglicht eine systematische Ordnung der Bevölkerung. Aus einer diffusen Masse können so identifizierbare Gruppen geschaffen werden. Der gesellschaftliche Körper erhält gewissermaßen seine Koordinaten und Konturen.

• Normierung schafft ebenfalls die Voraussetzung zur Intervention. Mit der Bevölkerung kann nun systematisch etwas angestellt werden: Die einen sollen mehr essen, die anderen sollen anders essen, die dritten sollen weniger essen.

• Normierung ermöglicht aber auch den Zugriff auf jeden einzelnen Menschen: Er wird an einen öffentlichen Diskurs angeschlossen, ihm wird ein individueller Kennwert verliehen, er wird geschieden von allen anderen, indem ihm ein Rangplatz auf einer Skala zugewiesen wird.

• Aufgrund der Normierung wird jeder einzelne erkennbar und damit handhabbar. Außerdem wird ihm damit eine Identität verliehen. Die individuelle Ausprägung eines bestimmten Merkmals wie des Gewichtes macht ihn zu einem besonderen Individuum.

Da die Gewichtsnormen in diesem Jahrhundert immer weiter gesunken sind, wurden im wesentlichen problematische Individuen produziert, solche, die damit hadern und daran verzweifeln, niemals das Idealgewicht zu erreichen.

Wem das Problem der Normierung als rein theoretisches erscheint, der mag sich nur das Szenario anschauen, der heutzutage das Gewichtsthema begleitet. Neben Sex ist Nahrung/Gewicht zum wesentlichen (auflagensteigernden) Thema der Zeitschriften geworden. Es vergeht keine Woche, da nicht eine neue Diät angepriesen wird. Ein nicht unerheblicher Teil der Bevölkerung martert sich mit dem unmöglichen Wunsch nach einem idealen Gewicht. Der Gesundheitsversorgung hat die Normierung neue Patienten beschert: insbesondere die Anorektikerinnen und die Bulimikerinnen. Gewiß lassen sich diese neuen Eßstörungen nicht nur auf die Normierung des Gewichts zurückführen, aber sie hat einen bedeutenden Beitrag zur vehementen Verbreitung der genannten Eßstörungen geleistet.

Ätiologische Konzepte der Adipositas

Bis zum 20. Jahrhundert waren die Ätiologiekonzepte recht heterogen. Die wissenschaftliche Adipositasforschung hatte sich noch nicht herausgebildet. Dennoch hat von der Spätantike bis in das 18. und 19. Jahrhundert hinein das zweigleisige Ätiologiemodell (Benennung aufgrund von exogenen und endogenen Faktoren) dominiert, wobei jedoch den exogenen Faktoren weit mehr Gewicht beigemessen wurde. Adipositas galt so weitgehend als selbstverschuldet. Maßlosigkeit im Essen und körperliche Trägheit, also die unzureichende Beherrschung der inneren Natur, schienen ihre Ursachen zu sein. Als selbstverschuldet wurde die Adipositas auch zu Beginn des 20. Jahrhunderts angesehen. Vehement wurde gegen »Völlerer« und Schwächlinge vorgegangen, denn wie konnten sie jemals starke Germanen werden? So wurde in medizinischen Werken den Zeichen der Zeit entsprechend tatsächlich argumentiert! In den 20er Jahren des 20. Jahrhunderts wendete sich das Blatt. Auch in der Adipositasforschung kündigte sich der Nationalsozialismus an. In diesem Jahrzehnt erschienen die Fettleibigen weniger als moralische »Sünder«, sondern eher als Opfer eines gestörten Organismus. Das Menschenbild hatte sich geändert. Freie – damit potentiell sündige – Subjekte sollten die Menschen nicht mehr sein, sondern defekte Mängelwesen, die, überspitzt formuliert, entweder liquidiert werden mußten oder der starken und lenkenden Hand des Staates bzw. eines Führers bedurften. In den 30er und 40er Jahren setzte sich diese Tendenz in der Weise fort, daß nun allen Menschen und nicht nur den Fettleibigen eine defekte Natur unterstellt wurde: Die Zivilisation führe zu allgemeiner Denaturierung (Feuchtinger 1946). Feuchtinger, ein Forscher im Dritten Reich, vollzog im folgenden Zitat das Kunststück, als Ursache der Adipositas einerseits im wesentlichen exogene Faktoren aufzuführen, andererseits einen streng endogenen Standpunkt zu vertreten. Somit hielt er an der damaligen Lehrmeinung fest, was ihn jedoch nicht hinderte, eine offenkundig exogene Fettsucht zu schildern (1946, S. 37 f.): »Während die Präpubertätsfettsucht ... ein altbekanntes und schon Anfang des Jahrhunderts beschriebenes, vor allem bei Knaben vorkommendes Krankheitsbild ist, kennen wir die sog. Postpubertätsfettsucht erst seit relativ kurzer Zeit. Diese Krankheit scheint eine ausgesprochene Zivilisationserscheinung darzustellen. Sie tritt so gut wie ausschließlich bei Mädchen unter bestimmten äußeren Bedingungen und zu bestimmten Zeiten in Erscheinung. Die vermehrte Fettablagerung befällt vorwiegend die Hüften, das Gesäß und den Stamm, hauptsächlich die Brüste, während das Gesicht und Unterschenkel fast immer frei bleiben. Die Entwicklung dieser Fettsucht tritt, wie der Name schon sagt, regelmäßig nach der Pubertät, also wenn die Mädchen bereits mehrfach menstruiert waren, auf. Zugleich mit dem Auftreten der Fettsucht wird die Periode unregelmäßig und bleibt öfters schließlich ganz weg. Die schon ausgebildeten sekundären Geschlechtsmerkmale bleiben erhalten, der Uterus wird bei längerem Bestehen der Amenorrhöe hypoplastisch. Am häufigsten ging der Fettsucht ein plötzlicher Wandel der gesamten Lebensgewohnheiten voraus: So z. B. plötzliche Umstellung von der Schulbank und vom jahrelang gewohnten regelmäßigen, oft verwöhnten und behüteten Dasein im Elternhaus auf körperliche Arbeit in anderer Umgebung. Zu den auslösenden Faktoren gehört vor allem jegliche Art von Kasernierung, mit der damit verbundenen Gesamtumstellung der Kost, des Klimas, der täglichen Lebensaufgaben und der seelischen Einflüsse. Solche Möglichkeiten sind natürlich in einem modernen Staate und in einem Kriege in besonderem Maße gegeben.«

Die erwähnte Denaturierung findet ihren Maßstab wiederum im wesentlichen in der Norm – bei den Fettleibigen in der Gewichtsnorm. Aus dieser Perspektive wird auch verständlich, warum im 20. im Gegensatz zum 19. Jahrhundert die Fettleibigen stets auf die eine oder andere Weise als Mängelwesen begriffen worden sind: Sie schaffen es nicht, die von den Adipositasforschern gesetzten Normen einzuhalten. Zuerst wurde die Norm gesetzt und dann das Abweichen hiervon als Mangel der Fettleibigen beschrieben. Die Fettleibigen erschienen unvollkommen, weil nur das Erreichen der Norm als vollkommen galt. Die Etablierung der Norm produzierte so Pathologie und Mangel. Hierzu ein psychosomatisches Beispiel: »Der Fettleibige ist zurückhaltend, ängstlich, empfindlich, mißtrauisch, etwas infantil, besonders beschlußunfähig, dabei in gewissem Sinne anlehnungsbedürftig und beeinflußbar. Es fehlt ihm eine gewisse allgemeine Spannkraft und Energie« (Bernhardt 1955, S. 81).

Leider ist auch dieser Sachverhalt nicht reine Theorie. Wenn mittlerweile das Diäten zum Volkssport Nr. 1 geworden ist, wenn unzählige Normalgewichtige Gewichtsreduktionskurse belegen (und die Minderheit der daran teilnehmenden wirklich Fettleibigen hierbei in die Flucht treiben), wenn sich ebenfalls unzählige Normalgewichtige darüber Gedanken machen oder sich Ratgeber kaufen, warum gerade sie Gewichtsprobleme haben, dann wird offenkundig, daß die Mangelproduktion erfolgreich war.

Nachdem zu Anfang des Jahrhunderts der exogene Standpunkt vorgeherrscht hatte, der im Zuge des aufkommenden Nationalsozialismus verworfen wurde, erfolgte eine erneute Trendwende weg vom endogenen Standpunkt der 50er Jahren: Der exogene Standpunkt wurde zunächst zögerlich, in den 60er Jahren dann wieder deutlicher vertreten. Die Adipositasforscher der 60er Jahre wiesen wohlgemerkt nicht einmal deutlich darauf hin, daß in Deutschland schon einmal anders über Adipositas gedacht wurde. In den letzten Jahren ist nun wieder die Kehrtwende zu einer endogenen Disposition zu verzeichnen. Nachdem seit den 60er Jahren nahezu alle empirischen Untersuchungen unzweifelhaft darauf hinwiesen, daß die Adipositas im wesentlichen exogen verursacht sei, werden nun seit einigen Jahren fast nur noch gegenteilige Untersuchungsergebnisse bekannt: Die »scientific community« hat wieder einmal das Lager gewechselt – selbstverständlich auch in diesem Fall wieder im Zusammenhang mit einer restaurativen politischen Phase. Forschung wird üblicherweise mit dem Ziel betrieben, der Wahrheit näher zu kommen und in diesem Sinne voranzuschreiten. Ob die Adipositasforschung diesem Ziel näher gekommen ist, läßt sich bezweifeln. Im Rahmen dieses Forschungszweiges gab es unendlich viele empirische Untersuchungen zu nahezu allen möglichen Aspekten des Adipositasproblems. Doch konnten diese Untersuchungen nicht dazu beitragen, das vermeintliche Rätsel um die Ursache der Adipositas zu lösen. Dieses Rätsel wird auch nie zu lösen sein, weil es die Ursache der Adipositas nicht gibt und nicht geben kann. Denn die Nahrungsaufnahme und als deren Folge die Adipositas werden von vielen Faktoren beeinflußt. Diese Erkenntnis ist weder ungewöhnlich noch neu. Die meisten Adipositasforscher wußten dies oder hätten es wissen müssen. Es hat sie jedoch nicht abgehalten, dem Phantasma der letzten und wahren Ursache der Dickleibigkeit nachzuspüren. Sie waren im Grunde auf der Suche nach dem einen Virus, das zur Adipositas führt. Selbst diejenigen Autoren, die ein multifaktorielles Konzept vertraten, präferierten durch ihre Untersuchungsschwerpunkte mehr oder weniger heimlich die eine Ursache. Analog zu dem Vorgehen der Naturwissenschaften hofften sie, menschliches Verhalten oder eine bestimmte körperliche Auffälligkeit auf die eine Ursache zurückführen zu können. Hier liegt offensichtlich ein Irrtum vor. Doch handelt es sich um einen sehr produktiven Irrtum, denn er begünstigt die stetige Weiterbeschäftigung mit der Adipositas. Wie eine Fata morgana scheint die letzte Ursache scheinbar ständig greifbar nahe zu sein, um sich dann doch wieder im Nichts aufzulösen.

Therapie der Adipositas

Die Geschichte der Therapie der Adipositas weist erstaunlich wenige Veränderungen auf. So blieb die Indikation zur Therapie im wesentlichen gleich: Die Entfettung sollte körperliche Folgeschäden der Adipositas beheben. Seit dem 20. Jahrhundert wird die Entfettung zusätzlich als Vorbeugemaßnahme begriffen. Die Therapie basiert stets auf drei Grundpfeilern: Veränderung der gesamten Lebensweise, Veränderung der Ernährung und medikamentöse Behandlung. Zwar gab es Änderungen einzelner Aspekte und ihrer Gewichtung. An den Grundpfeilern wurde jedoch nicht gerüttelt.

Ein Wandel, der zumindest die beiden ersten Grundpfeiler erfaßt hat, betrifft die Quantifzierung: Seit Beginn des 20. Jahrhunderts wird zunehmend genauer berechnet, wieviel Energie die Menschen verbrauchen und welche Nahrungsmenge Fettleibige zu sich nehmen dürfen, um abzunehmen. Das gesamte Adipositasproblem und damit auch die Nahrungsaufnahme unterliegt also zunehmender Quantifizierung. Diese Quantifizierung problematisiert den gesamten Bereich, weil nun der Nährwert der einzelnen Nahrungsmittel genauestens berechnet werden kann bzw. muß. Die Selbstverständlichkeit der Nahrungsaufnahme ist verlorengegangen. Insofern konnte die Quantifizierung den Bedarf an therapeutischen Interventionen erst schaffen.

Die Therapie der Adipositas basierte fast immer auf einem strengen Reglement, dem sich die Fettleibigen zu unterwerfen hatten. Auf diese Weise wurden die Fettleibigen wie unfolgsame Kinder behandelt und gewissermaßen entmündigt. Die angenommene mangelnde Selbstkontrolle sollte durch eine strenge äußere und innere Ordnung kompensiert und mangelnde Disziplin durch eine gestrenge Erziehung ausgeglichen werden. Der Aspekt des negativen Sanktionierens bildet eine heimliche Spur in der Geschichte der Adipositastherapie. In diesem Jahrhundert etwa wurden den Übergewichtigen hohe Dosen an Quecksilber, Schilddrüsenpräparaten, Sexualhormonen, Amphetaminen etc. verabreicht. Es spricht für die Gesundheit der Fettleibigen, daß sie die Behandlungsmethoden zumeist überlebt haben. Die sogenannte Schweninger-Kur, die Ende des letzten Jahrhunderts sehr populär war und ungewöhnlicherweise die physikalische Therapie nicht ausschloß, veranschaulicht den strafenden Charakter der Übergewichtsbehandlung:

»Zuerst pufft der Arzt mit der geballten Faust die Gegend der Magengrube, schwach beginnend und immer stärkere Puffe versetzend, schließlich die Faust so tief wie möglich in die Magengrube hineindrückend, wobei der Kranke sich bemühen muß, möglichst tief zu atmen... Hierauf kommt das Kneifen. Der Arzt faßt die fetten Hautdecken des Bauches so breit als möglich zwischen seine beiden Hände und zerquetscht die Fetträuben derselben so kräftig, daß braune und blaue Flecken auf der Haut entstehen. Das ist der schmerzhafteste Teil der Prozedur. Endlich springt der Arzt in ganzer Person auf den Leib des Patienten, so daß seine beiden Knie tief in die Magengrube hineindrücken« (Leber 1903, S. 55 f.).

Eine originelle, später nicht mehr verwandte Behandlungsmethode hat Feuchtinger entwickelt:»Da alle bisherigen therapeutischen Maßnahmen ohne Erfolg waren, entschlossen wir uns zur Transplantation von 5 Kalbshypophysen, die direkt nach dem Schlachten der Kälber herausgenommen und in frischem Zustand in das Peritoneum verpflanzt wurden«

(Feuchtinger 1946, S. 41). Die Therapie war nach Angaben des Autors im übrigen erfolgreich.

Gesundheitspolitik und Adipositas

Üblicherweise obliegt es staatlicher Gesundheitspolitik, Gefahren für die Volksgesundheit und damit auch für die Leistungsfähigkeit der Bevölkerung auszumachen und diese zu bekämpfen. Inwieweit Adipositas ein die Volksgesundheit beeinträchtigendes Gesundheitsproblem darstellt, ist schwer zu beurteilen. Denn allzu widersprüchlich sind die Angaben zur Mortalität und Morbidität der Adipösen. Mittlerweile wird angenommen, daß nur starkes Übergewicht eine Gesundheitsgefährdung darstelle und demgemäß nur eine Minderheit der Bevölkerung durch Adipositas in ihrer Gesundheit bedroht sei. Darüber hinaus ist keineswegs sicher, daß durchschnittlich dünnere Menschen auch gesünder wären. Bekämen sie nicht andere Krankheiten, oder würden sie nicht mehr Alkohol trinken? Nicht zu vergessen ist, daß die Menschen in diesem Jahrhundert immer dünner werden mußten, um als gesund zu gelten. Die Maßstäbe haben sich also verschoben. Entsprechend den Normgewichtsberechnungen Carl von Noordens (dem einflußreichsten Fettsuchtsforscher um die letzte Jahrhundertwende) würden die wenigsten Menschen heute durch Übergewicht als gesundheitsgefährdet angesehen werden. Es ist daher davon auszugehen, daß die gesundheitspolitischen Überlegungen der Adipositasforscher weniger den tatsächlich, durch Adipositas verursachten Gefahren galten als dem Ziel, die Bevölkerung entsprechend bestimmter Vorstellungen zu erziehen und zu beeinflussen. Seit Beginn der Neuzeit waren sie im wesentlichen von staatserhaltenden Inhalten und weniger von den Interessen der Individuen geprägt. Zu nennen sind die Ideen der Pflichterfüllung, der Dienstbarkeit, der Arbeits- und Leistungsfähigkeit und der Sittlichkeit. Problematisch sind diese Vorstellungen insbesondere dann, wenn der Zugriff auf das Individuum zu massiv wird, wenn ihm relativ rigoros vorgeschrieben wird, wieviel es zu wiegen hat, wie es sich zu ernähren hat und, um den Gedankengang fortzusetzen, wie oft es in der Woche den gesunderhaltenden Koitus auszuüben hat. Die Auswirkungen dieses rigorosen Gesundheitsregimes bekommen Ärzte und andere im Gesundheitswesen Tätige täglich zu spüren: Das Regime provoziert Widerstand. Gesundheitsabträgliche Lebensgewohnheiten, ein blasses Aussehen, Drogenkonsum etc. werden zu einer alternativen Kultur. Krankheit wird – gerade angesichts der offiziellen, erheblich diskriminierenden Haltung – zum Fluchtpunkt.

»Der muskelstarke Fettleibige hat ein gesundes, frisches Aussehen, lebhafte Bewegungen, die Kraft und Kraftgefühl zeigen und nicht ohne Grazie sind. Er ist allen Anstrengungen gewachsen ... Diesem plethorischen oder zur Plethora geneigten Fettleibigen, der arbeiten und genießen kann, gegenüber steht der blasse, schwammige Fettling, der müde und kraftlos den nächsten Sessel sucht und die lange Litanei seiner Beschwerden herunterbetet« (Lichtwitz 1926, S. 91).

»Man darf sich nicht der Einsicht verschließen, die Bewahrung vor Gesundheitsschäden infolge unverantwortlicher Ernährungsweise als eine ernste Pflicht gegenüber seinen Mitmenschen und sich selbst, als Grundbedingung für die Erhaltung von Gesundheit und Arbeitskraft eines Volkes anzuerkennen« (Holtmeier 1981, S. V f.)).

Zusammenfassend läßt sich Adipositas als Dispositiv so beschreiben: Übergewicht wird zwar seit Jahrtausenden thematisiert und meist auch verurteilt oder bestraft, jedoch als Krankheit erst seit zweihundert Jahren intensiv erforscht und therapiert.

Die wissenschaftliche und die massenpädagogische Thematisierung der Adipositas erfüllt alle Kriterien, die nach Foucault für das Abrichten und die Verwendung des Körpers in der Moderne typisch sind:

- Der dicke Körper wird aus allen erdenklichen Perspektiven untersucht. Das Wissen greift demnach umfassend in den Körper ein. Ganz analog zur Sexualität darf nichts unerforscht, nichts unbeobachtet bleiben. Genauso wie bei der Sexualität keine erdenkliche Korrelation unberechnet bleibt, widerfährt es auch dem dicken Körper.
- Das ermittelte Wissen wird dazu genutzt, Identitäten zu schaffen. Die Fettleibigen setzen sich intensiv mit den (pseudo-)wissenschaftlichen Thesen auseinander: ob sie wohl Kummerspeck haben, ob sie anstelle sexueller Aktivität dem Essen frönen, ob sie streßgeplagte Individuen sind, ob die Natur ihnen übel mitgespielt hat, ob sie sich als dicke Frauen gegen männliche Übergriffe wehren sollen etc. Adipositas ist somit identitätsstiftend. Aus dem Verhalten, eventuell ab und zu zuviel zu essen, wird eine Persönlichkeit. Die Verschränkung von Wissen und Macht schafft die Persönlichkeit des Fettleibigen.
- Mittels Gewichtstabellen und -indikatoren wird genauestens ermittelt, wer wieviel wiegt und damit von der Norm abweicht. Damit wird nicht nur der Gesellschaftskörper strukturiert, sondern auch jedem einzelnen ein Rangplatz zugewiesen. Adipositas erfüllt somit eine ordnungspolitische Funktion.
- Die ordnungspolitische Funktion wird ergänzt um die gesundheitspolitische. Die Fettleibigen erweisen sich neben den Rauchern und Trinkern als ideales dämonisiertes Gegenbild zum sittsamen, arbeitsamen und pflichtgetreuen Bürger. Die Fettleibigen gelten als Inbegriff von

Müßiggang und Laster, gegen die mit allen Mitteln vorzugehen ist. Die Therapie ist dementsprechend ausgefallen. Es muß an der dann doch stabilen Natur der Fettleibigen liegen, daß sie als Population die Therapien überstanden haben (vgl. Klotter 1990).

Bulimia nervosa als gesellschaftlicher Effekt

Weder die Geschichte der Bulimia nervosa noch die Wissenschaftsgeschichte zu dieser Eßstörung stehen im folgenden zur Debatte. Vielmehr soll im Anschluß an die beiden historischen Kapitel exemplarisch veranschaulicht werden, daß Krankheiten und damit auch Eßstörungen historisch produziert werden können.

Die Bulimia nervosa, nachfolgend auch Bulimie genannt, gehört neben der Anorexia nervosa bzw. Anorexie (Magersucht) und der Adipositas (Fettsucht, Fettleibigkeit) zur Krankheitsgruppe der Eßstörungen. Russel (1979) hat in Anlehnung an Benennung und Krankheitsbild der Anorexia nervosa den Begriff der Bulimia nervosa geprägt. »Bulimia« ist wörtlich mit »Ochsenhunger« zu übersetzen und betrifft ein Eßverhalten, das durch Heißhunger- bzw. Eßattacken gekennzeichnet ist. Das Attribut »nervosa« fügte Russel hinzu, um damit auf ein Phänomen hinzuweisen, das in seinen Augen unbedingt mit den Heißhungerattacken verknüpft ist: das auf die Attacken folgende Abführen oder Erbrechen der aufgenommenen Nahrung mit dem Ziel der Gewichtskontrolle. Hierin sieht er die Verwandtschaft zur Anorexia nervosa, die ebenfalls von einer panischen Angst vor Gewichtszunahme begleitet wird.

Weitere wichtige Merkmale der Bulimia nervosa sind:

- In den Eßattacken wird kein Wert auf qualitativ hochwertige Nahrung, auf sorgfältiges Zubereiten und auf ein genußvolles Essen gelegt. Das Gegenteil ist der Fall: Wahllos werden insbesondere hochkalorische, minderwertige Nahrungsmittel in kurzer Zeit hineingeschlungen.
- Es handelt sich bei der Bulimie um ein Suchtverhalten. Die Eßattacken sind der willentlichen Kontrolle entzogen. Die Betroffenen kämpfen permanent und in der Regel vergeblich gegen ihr süchtiges Verhalten an.
- Die Eß-Brech-Attacken verursachen massive Scham- und Schuldgefühle und bewirken erhebliche Selbstwertbeeinträchtigungen. Die Betroffenen erleben ihr Verhalten als ein Versagen, als ein sich ständig wiederholendes Waterloo.
- Das bulimische Geschehen findet in aller Regel in völliger Heimlichkeit statt. Mit Dritten wird kaum darüber gesprochen.

- Der Alltag der Betroffenen ist völlig okkupiert von den Gedanken an Essen, Vermeiden der Attacken und Herstellen der geeigneten, also heimlichen Situationen für die Eßattacken.
- Depressive Verstimmung bis hin zu Selbstmordversuchen ist mit der Bulimia nervosa überdurchschnittlich hoch korreliert.

Zur näheren Einstimmung auf das Problem der Bulimie kann eine Passage dienen, in der eine Betroffene ihre Bulimieattacke darstellt (vgl. Klotter 1993, S. 82 f):

»Ich weiß es schon morgens, lungere mich durch den Tag, überlege, wenn es schon sein muß, daß ich es nicht schaffe, gar nichts zu essen, was ich abends essen kann. Je nachdem wann ich also nach Hause komme, beginnen meine Gedanken, Handlungen immer mehr um den Essensakt zu kreisen. Ich nehme mir eine bestimmte Menge und genau die Nahrung vor, die ich glaube vertreten zu können (ich glaube das ist immer eine normale Portion, habe aber auch schon ein schlechtes Gewissen – Versagensgefühle). Während des Essens werde ich immer kompromiß-bereiter gegenüber der Menge, fühle mich zwischen ›leck mich am Arsch‹ und ›ich mach's nie wieder‹. Bin ich mit der Nahrung, die ich mir (wenn-gleich wesentlich weniger) vorgenommen habe, fertig, ist sowieso schon alles zu spät, und ich gehe zu anderen Nahrungsmitteln über. Erst süß, dann Kekse, dann süß ... Währenddessen nehme ich Abführmittel. Nach der Einnahme esse ich dann häufig bis zur Grenze des körperlichen Unwohlseins. Der Leib ist so prall, daß mir Atmen und Bewegung schwerfallen und Schmerzen machen.«

Zum äußeren Rahmen, der für die Durchführung eines Eßanfalls nötig ist, und zu ihren Gefühlen während eines Anfalls gibt die Patientin an: »... nur alleine, heimlich. Muß mir vorher ausrechnen können, ob ich danach (bis zu 14 Std.) genug Zeit habe, in der ich weitestgehend alleine bin, damit niemand die Abführperiode bemerkt. Sollte so ein Anfall ohne die entsprechende Bedingung kommen, dann muß wenigstens der nächste Tag mit so vielen Aktivitäten ausgestattet sein, daß mir eine Null-Diät gelingt und ich danach endlich abführen kann ... Währenddessen fühle ich nichts, was mit ›warum‹ oder ›morgen ist auch noch ein Tag‹ zu tun hat; wenn, dann fühle ich neben anfänglichen Gewissensbissen nur noch ›so, jetzt endlich nichts mehr entbehren‹.«

Zum Abführen der Nahrung teilt sie mit: »Ich bete, daß alles wieder rauskommt, denn die Vorstellung, die Kalorien bleiben drin, ist einfach entsetzlich. Nehme aus Angst mitunter noch mehr Tabletten.«

Als Gründe für das Abführen der Nahrung gibt sie an: »Primär, um nicht zuzunehmen; sekundär, weil mein Bauch danach so herausgewölbt ist.«

Das Abführen der aufgenommenen Nahrung erlebt sie so: »Ich schwöre, es nicht mehr zu tun, weil es so entwürdigend und höchst schmerzhaft ist. Die Schmerzen im Leib sind manchmal so unerträglich, daß ich weine. Durch die Schmerzen kann ich nicht mehr aufrecht auf der Toilette sitzen, sondern muß auf der Brille hocken. Mir ist so furchtbar erbärmlich, ich erniedrige mich. Scham, Pein. Dann (nach dem Abführen) fühle ich mich frei, erleichtert, habe alles überstanden, Neubeginn des Lebens, jungfräulich, leicht, befreit, offen, glücklich.« Hernach geht sie »erschöpft, wohlig schlafen«.

Aufgrund dieses Berichtes (und aufgrund der Auswertung sowohl zahlreicher Interviews mit bulimischen Frauen als auch der Fragebogen der obengenannten Untersuchung) können folgende Strukturmerkmale des bulimischen Anfallgeschehens festgehalten werden:

- Die Präokkupation durch die mögliche Nahrungsaufnahme: Die Gedanken kreisen die ganze Zeit um Essen und Nichtessen.
- Die Askese: Es wäre, um dem Ich-Ideal genüge zu leisten und um das eigene Selbstwertgefühl zu stabilisieren, das Optimum, gar nicht zu essen.
- Die gewünschte Enthaltsamkeit hinsichtlich des Essens fußt u. a. auf einem Verbot: Die Nahrungsaufnahme an sich und die damit einhergehende Lust scheinen moralisch verurteilenswert zu sein.
- Aufgrund der prinzipiellen Uneinlösbarkeit dieses Verbots kommt es zur Übertretung, die entsprechend der Schwere des Verbots überschwenglich ausfällt.
- Die Verbotsübertretung findet in aller Heimlichkeit statt – abgeschirmt von allen anderen Menschen in Küche und Toilette.
- Die Eßattacke selbst wird häufig metaphorisch wie ein Koitus beschrieben. So spricht die Betroffene, deren Äußerungen weiter oben dokumentiert worden sind, vom »Essensakt«. Eine andere Frau spricht hinsichtlich der Eßattacke von einem »Quickfick«.
- Das Abführen bzw. das Erbrechen ist so nicht nur als gewichtsregulierende Maßnahme zu verstehen, sondern auch als das Bemühen, die Verbotsübertretung ungeschehen zu machen und sich zu reinigen.

Diese heimliche, mit Leidenschaft und anschließendem schlechtem Gewissen betriebene Obsession, die die Bulimie ohne Zweifel darstellt, ähnelt hinsichtlich ihrer Struktur in vieler Hinsicht einer anderen Leidenschaft, nämlich der Masturbation:

- Ähnlich wie die Bulimie setzt die Masturbation in aller Regel das Alleinsein voraus.
- Auch bei der Masturbation handelt es sich (sicherlich heutzutage im geringeren Maße als früher) um etwas im Prinzip Peinliches, das verschwiegen werden muß und damit ganz dem oder der Betreffenden gehört.

- Die Masturbation kann eine ähnlich starke präokkupierende Wirkung erlangen wie die Bulimie: Den ganzen Tag über können die Gedanken darum kreisen.
- Wenngleich mittlerweile kulturell stark abgeschwächt, findet sich auch in der Masturbation der Konflikt von Verbot und Verbotsübertretung.
- Ähnlich wie die Bulimie ist die Masturbation zwar auch lustspendend, aber ebenfalls Quelle von Scham und Ekel.
- Das schlechte Gewissen folgt gewissermaßen auf den Fuß, und auch nach der Masturbation können gewisse Reinigungsrituale einsetzen.
- Das Erleben nach der Masturbation kann ähnlich wie nach dem bulimischen Anfall sowohl von Entspannung und Wohlbefinden als auch von Leere und Depression bestimmt sein.

Gleichwohl gibt es wesentliche Unterschiede zwischen dem bulimischen Anfallsgeschehen und der Masturbation: Die Masturbation ist heutzutage im Zuge einer scheinbaren Liberalisierung der sexuellen Aktivitäten nahezu geduldet. Ob damit die Tabuierung der Masturbation vollkommen überholt ist, ist jedoch zu bezweifeln. Die Bulimie hingegen erfreut sich zwar eines immensen öffentlichen Interesses, sie kann aber schwerlich als allgemein akzeptierte Praktik heranreifender Frauen begriffen werden.

Wenn die Masturbation als sexuelle Spielart geduldet und im Sexualkundeunterricht über die richtigen Techniken der Masturbation diskutiert wird, bedeutet dies auch, daß Masturbation nicht mehr so identitätsstiftend sein kann wie früher: Sie hat ihre Qualitäten im Rahmen der Verbotsübertretung und Rebellion partiell verloren, der Schritt zur Masturbation hat seinen perversen Charakter eingebüßt.

Nicht so die Bulimie. Sie ist für die Bevölkerungsgruppe der jungen Frauen gewissermaßen der kongeniale Nachfolger der Masturbation, was das damit einhergehende Gefühl der Abartigkeit, des schlechten Gewissens und der Einzigartigkeit anbelangt. Ein weiterer Unterschied zwischen Masturbation und Bulimie besteht darin, daß in der Masturbation das begehrte Objekt – sollte es das überhaupt geben – nur imaginär vorhanden ist, bei der bulimischen Attacke hingegen existiert ein reales Objekt: die Nahrung. Während die Masturbation ohne Phantasie schwerlich gelingen kann, wird bei der bulimischen Attacke auf die Phantasie verzichtet. Die real vorhandene Nahrungsfülle vermag die Vorstellungskraft zu ersetzen.

Das Herausarbeiten der Strukturähnlichkeiten von Bulimie und Masturbation soll nicht ihre Identität veranschaulichen, sondern vielmehr verdeutlichen, daß beides möglicherweise ähnlichen »Produktionsbedingungen« unterworfen ist. Diese Produktionsbedingungen wurden weiter oben schon angedeutet: Sexualität, aber auch Essen können im Sinne eines Dispositivs in die neuzeitliche Machtausübung eingewoben werden. Foucault möchte am Beispiel der Masturbation zeigen, wie staatliche Macht mittels Diskursen und bestimmter praktischer Vorkehrungen in die Körper eingreift und sich dort fest verankert. Damit ist diese Form der Erleichterung fest verbunden mit einer Unzahl von Reden, Verboten und Praktiken.

Wesentlich dabei ist zum einen, daß im Prinzip kein privater körperlicher Vorgang mehr ohne Eingriff der Macht vonstatten gehen kann und daß zum anderen die Macht weniger repressiv als positiv arbeitet. Die Macht verhilft ja dazu, die an sich unbedeutende Lust, die die Masturbation zu verschaffen pflegt, in eine intensive und große Lust umzugestalten; denn erst durch Mahnungen, Verbote und vermeintlich verhindernde Vorkehrungen wird die Masturbation zum Schauplatz großer Kämpfe, Siege und Niederlagen. Für Foucault wird also in der Neuzeit die Masturbation eingebunden in ein »Du darfst nicht«, was das Verlangen zunächst zu bremsen vermag, dann aber zu einem »Ich kann nicht mehr widersagen« führt, also zur Verbotsübertretung. Diese muß wiederum in Ekel und schlechtem Gewissen münden, woraus der Wunsch, die Verbotsübertretung ungeschehen zu machen, resultieren kann. Doch die Reinigung wird nur eine vorübergehende sein. Der Kreislauf beginnt von neuem.

Für Foucault ist der Eingriff neuzeitlicher institutionalisierter Macht in den Körper ein zentrales Steuerungsinstrument. Der moderne Staat arbeite nicht nur mit den traditionellen Machtmitteln wie Verwaltung, Polizei und Armee, sondern auch mit Techniken, die auf das einzelne Individuum zielen. Diese seien vom Christentum übernommen. Foucault nennt diese Form christlicher Machtausübung »Pastoralmacht«. »Man kann diese Form von Macht nicht ausüben, ohne zu wissen, was in den Köpfen der Leute vor sich geht, ohne ihr Leben zu erforschen, ohne sie zu veranlassen, ihre intimsten Geheimnisse zu offenbaren« (Foucault 1987, S. 248). »Ich glaube nicht, daß wir den modernen Staat als eine Entität betrachten sollten, die sich unter Mißachtung der Individuen entwickelt hat und nicht wissen wollte, wer diese sind, noch ob sie überhaupt existieren, sondern im Gegenteil als eine sehr raffinierte Struktur, in die die Individuen lautlos integrierbar sind unter einer Bedingung: daß die Individualität in eine neue Form gebracht und einer Reihe spezifischer Modelle unterworfen werde« (Foucault 1987, S. 249).

Aus der sehr knappen Darstellung des Ansatzes von Foucault sollte hervorgegangen sein, daß darin die Begriffe Masturbation und Bulimie durchaus hätten ausgetauscht werden können, ohne daß der Sinn verlorengegangen wäre, woraus zu folgern ist, daß Bulimie auf eine ähnliche Weise historisch produziert worden ist wie die Masturbation. Der Unterschied besteht nur darin, daß die Bulimie aus dem Eingriff der Macht in den Prozeß der Nahrungsaufnahme entsteht. Die Macht im Sinne Foucaults forciert nicht nur einen allgemeinen, öffentlichen Diskurs um die Sexualität, sondern auch, daß Betroffene darüber sprechen. Um in die Körper eingreifen zu können, muß die Pastoralmacht die Bürger beaufsichtigen und betreuen, sie muß wissen, was in den Köpfen der Menschen vorgeht und wovon sie träumen. Die Pastoralmacht veranlaßt die Menschen ganz ähnlich wie die Kirche zu Beichten und Geständnissen. Dieses Unterfangen wird dadurch erleichtert, daß das Christentum und in seinem Gefolge der neuzeitliche Staat das ›Fleisch‹ und den Sex als etwas Böses begriffen haben, das es zu dechiffrieren gelte. Die christliche Verbannung des ›Fleisches‹ in das Reich des Teufels trägt so zur Bereicherung des Diskurses über Sexualität wesentlich bei. Christliche Gewissenserforschung und Beichte erscheinen als die Formen, in denen dieser unheimlichen Kraft nachgegangen werden kann. Die Suche nach den ›Masken des Begehrens‹ produziert eine permanente Rede über den Sex – insbesondere von den Betroffenen (also von allen) –, die selbst durchaus lustvoll sein kann.

Das Geständnis und die Beichte sind heutzutage nicht mehr an die Kirche gebunden. Sie finden überall ihren Ort: in der Männer- oder Frauengruppe, in Selbsterfahrungsgruppen, in unendlichen Gesprächen über »Beziehungskisten« im Fernsehen und nicht zuletzt in der Forschung. Der Eingriff der Macht in den Körper bewirkt so die »Verständigungsarbeit« über diesen Eingriff, der als solcher nicht begriffen wird. Aus dieser »Verständigungsarbeit« erwachsen die modernen Formen der Identität. Demgemäß präzisiert Foucault seinen Subjektbegriff: »Das Wort Subjekt hat einen zweifachen Sinn: vermittels Kontrolle und Abhängigkeit jemandem unterworfen sein und durch Bewußtsein und Selbsterkenntnis seiner eigenen Identität verhaftet sein. Beide Bedeutungen unterstellen eine Form von Macht, die einen unterwirft und zu jemandes Subjekt macht« (Foucault 1987, S. 246 f).

Auch in diesem Zusammenhang ist es nicht schwer, den Bogen zur Bulimie zu schlagen. Kaum wurden Ende der 70er Jahre einige Fälle bulimischer Frauen gesichtet, haben sich »Heerscharen« von Forschern über das scheinbar neue Thema »hergemacht« und es mit einer Lawine von Aufsätzen und Büchern überschüttet. Denn dieser merkwürdigen Form weiblichen Verlangens mußte unbedingt auf den Grund gegangen werden. Die Diskurse wiederum haben möglicherweise eine Anzahl von Frauen mit dazu veranlaßt, bulimisch zu werden. Diese öffentlichen Diskurse zur Bulimie haben ähnlich wie beim Sex einen immensen Widerhall bei den sogenannten Betroffenen gefunden: Sie werden – geradezu als Komplement zum Prinzip der Heimlichkeit – nicht müde, über ihre

»Störung« zu sprechen und sich als »Bulimikerinnen« zu begreifen. Sie beziehen also ihre Identität daraus, daß sie bulimisch sind.

Ob diese Form der Identitätsstiftung ausreicht oder ob es sich eher um eine Art des »Überwinterns« (Heinrich 1985) handelt, sei dahingestellt. Festzuhalten bleibt, daß das Zusammenspiel zwischen den Forschern und den Betroffenen hervorragend funktioniert: Die Forscher wollen Einblick in die Köpfe der Menschen haben, und die Betroffenen wollen Identität, auch wenn sie noch so leidvoll ist.

So zynisch das klingen mag, so schwierig erscheint es, aus diesem Dilemma einen Ausweg zu finden. Denn jede Form von Forschung im Rahmen der Humanwissenschaften, auch wenn sie sich noch so menschen- bzw. frauenfreundlich gibt, schafft Diskurse über die Betroffenen, verhört ihre Klientel inquisitorisch (qualitative Forschung) oder rastert sie (quantitative Forschung). Das Projekt der Humanwissenschaften an sich stellt das Problem dar, weniger die Projekte einiger ihrer Gebiete. Indem die Humanwissenschaften übersehen, daß Wissen stets mit Macht verbunden ist, daß es also kein reines Forschungsinteresse gibt, ignorieren sie die Gefahren, die sie selbst hervorrufen.

Das Essen als Problem des Durchschnittsbürgers

Die fast offensichtliche Behauptung, der durchschnittliche Westeuropäer (bzw. Nordamerikaner) sei in penibler Weise besorgt um die Art und Weise seiner Ernährung sowie um sein Körpergewicht, konnte in einem Forschungsprojekt der Technischen Universität Berlin bestätigt werden – zumindest was die Frauen betrifft.

Ausgehend von einer epidemiologischen Fragestellung (es ging um die Verbreitung von Eßstörungen bei West-Berliner Frauen), interessierte uns auch das gesamte Ernährungsverhalten der Frauen zwischen 12 und 60 Jahren als solches. Wir waren interessiert an ihren Gewichtsproblemen, an ihren Vorstellungen von gesunder Ernährung und den Sorgen, die sie sich eventuell um ihr Ernährungsverhalten machten. Wir wollten erfahren, wie sie das Essen erleben und wie sie mit den allerorts propagierten Normen bezüglich ihres Gewichts zurechtkommen.

Eine Pilotstudie bei Studentinnen zeigte schon ein sehr auffallendes Verhalten: Obwohl nach dem Broca-Index fast keine der 281 Studentinnen übergewichtig war, hingegen 30% eindeutig starkes Untergewicht zeigten, waren 40% sehr besorgt über ihr Gewicht (alle wollten dünner sein). Ca. 50% gaben an, daß ihre Umwelt sie immer wieder wegen ihres Gewichts kritisiere. Essen betrachteten 25,9% als etwas »Heikles«, 34,8% waren damit zumindest zeitweise recht unzufrieden.

Nun ist bekannt, daß Studentinnen besonders viele Probleme mit ihrem Gewicht und Diäten haben (7,8% unserer Stichprobe waren denn auch akut bulimisch!). Gilt das auch für die Durchschnittsbevölkerung?

Erstaunlicherweise beobachteten wir, daß nicht nur junge und akademisch gebildete Frauen, sondern auch die durchschnittliche Berliner Frau schon genügend Informationen hat, um ihr Eßverhalten sehr stark zu problematisieren.

Vielen seriösen und unseriösen Berichten zufolge sind die Menschen der westlichen Hemisphäre viel zu dick. Manche Berechnungen versteigen sich zu Zahlen, die bis zu »zwei Dritteln« reichen. Das »geheiligte« Broca-Normalgewicht steht bei diesen Berechnungen angeblich immer Pate. Natürlich konnten wir – trotz der vielen Einwände, die gegen dieses Maß allmählich erhoben werden – nicht umhin, dieses Maß ebenfalls als Kriterium heranzuziehen. Zu unserer Verblüffung ergab sich dabei, daß bei den Berliner Frauen die Übergewichtigkeit – objektiv betrachtet – kein gar so großes Problem ist. Etwa 5,8% (meist ältere) Frauen sind mit 20% und mehr über dem Broca-Normalgewicht als recht füllig zu bezeichnen. Zählt man auch noch diejenigen zu den Fettleibigen, die zwischen 10 und 19% über dem Broca-Index liegen, dann erhöht sich die Zahl der Übergewichtigen auf 12,5%. Keiner rede also von diesen angeblich so vielen, die Volksgesundheit schädigenden Dicken! Allerdings wollen natürlich auch viele Berliner Frauen dünner sein, als sie sind: 20% geben an, daß sie unzufrieden mit ihrem Gewicht sind, weil sie dünner sein möchten. Auch unter den Berliner Frauen fühlen sich etwa 50% von anderen wegen ihrer Figur kritisiert.

Ungeachtet der Frage, ob diese Zahl die »wahren« Verhältnisse spiegelt oder nicht, hat offenbar die Hälfte der Berliner Frauen das Gefühl, den anderen (es werden wohl sehr oft ihre Partner sein) äußerlich nicht zu gefallen. Sie fühlen sich beobachtet und kritisiert und haben daher sicherlich kein unmittelbares und ungezwungenes Verhältnis zu ihrem Körper.

Besonders kraß zeigt sich dies auch, wenn man sie nach ihren Wiegegewohnheiten fragt. Es wiegen sich doch tatsächlich 22% jeden Tag, 2% mehrmals täglich und 34% einmal wöchentlich. Mehr als die Hälfte der Berliner Frauen lebt und ißt mit Blick auf die Waage!

Vermutlich gibt es heutzutage schon eine ganze Reihe von Menschen, die dies »ganz normal« finden, es scheint sich ja auch tatsächlich um ein »normales« Phänomen zu handeln, wenn über die Hälfte davon betroffen ist. Daß dieses Phänomen auch als etwas sehr Seltsames betrachtet werden kann, wird erst dann klar, wenn man sich die Waage aus dem Leben des modernen Menschen wegdenkt. Was würde passieren? Nichts! Man würde Zu- bzw. Abnahme am Körpergefühl, durch den Blick in den Spiegel, eventuell an den zu engen oder zu weiten Kleidern feststellen. Das wäre ja wohl auch wirklich eine etwas natürlichere Art, damit umzugehen, als es der starre Blick auf die Gewichtsanzeige ist. Die Kontrolle des eigenen Leibesumfangs »von außen« und nach quantitativen Angaben verweist auf eine erhebliche Störung des Körpergefühls bei sehr vielen Frauen, auch wenn sie nicht als eßgestört im engeren Sinn zu betrachten sind.

Natürlich hat diese rigide Kontrolle ihr Pendant im Erleben des Essens. 43% der Frauen sind »unzufrieden« mit ihrem Eßverhalten: Sie essen zu viel, zu unregelmäßig, zu einseitig. Besonders dominant ist das »zuviel«. 11% bezeichnen das Essen sogar als »etwas Heikles«, was ja schon darauf hinweist, daß wir es mit einer wohl gefährlichen Sache zu tun haben. Und das zu einer Zeit und an einem Ort, wo niemand behaupten kann, daß er zuwenig zu essen bekäme!

Würde man sich, was bei zureichender Nahrungsmenge ja wohl »normal« wäre, einfach so ernähren, daß man sich regelmäßig sättigt, dann dürfte es in bezug auf die Hungererlebnisse und die damit verbundenen »Eßattacken« eigentlich keine allzu großen Unregelmäßigkeiten geben. Natürlich aber zeigt sich die übergroße Besorgnis auch hier in typischer Weise. 17% der Frauen geben an, sehr oft (manche sagen: »immer«) Heißhungerattacken zu haben, 39% immerhin geben an, daß diese Attacken »manchmal« über sie kämen. Aus den vielen Berichten der Eßgestörten kennt man das Phänomen sehr gut: Es hat nichts mit der realen Sättigung zu tun, es kann nach oder während einer üppigen Mahlzeit entstehen und kann den objektiv Satten stundenlang quälen. Dieses Heißhungergefühl wird denn auch von vielen (nicht von allen) mit Eßanfällen quittiert. 10% erzählen, daß sie »häufig« oder »immer« solche Eßanfälle haben (darin eingeschlossen sind die 1,9% Bulimikerinnen/Anorektikerinnen), bei 22 % ergeben sie sich »manchmal«.

Natürlich sind auch sehr viele Frauen bemüht, die »Sündenfälle« des zu vielen Essens zu kompensieren. 54,6% der Berliner Frauen geben an, häufiger Diäten zu machen, zu fasten oder auch zu härteren Maßnahmen zu greifen: Laxanzien und im Extremfall – aber dann spricht man natürlich schon von Eßstörungen im engeren Sinn – zu erbrechen. Unter den Studentinnen sind aufgrund der stärkeren Angst, dick zu werden, die Maßnahmen weiter verbreitet. Fast alle machen Diät und fasten ab und zu. Ca. 20% aber – und dies sind nach Selbstbekundungen nicht immer nur die Eßgestörten – greifen zu den »harten Strategien«.

Was soll man davon halten? Einige der Kriterien des Klassifikationssystems psychischer Erkrankungen (DSM III-R) zur Beschreibung der Eßstörung, wie z. B. das übermäßige Befassen mit dem Essen und dem Gewicht, und die häufigen Versuche abzunehmen, sind also auch bei der durchschnittlichen Frau mehr oder weniger stark erfüllt. Die Eßstörung beginnt ein »normales« Phänomen zu werden. Wie Habermas schon 1985 konstatierte: In dem Maß, in dem eine Störung bekannt und »durchschnittlich« wird, sind die davon betroffenen Menschen nicht mehr in demselben Maß ernstlich persönlich gestört wie zu Zeiten, in denen nur einzelne sich dieser Störungsform bedienten, um ihre inneren Spannungen auszudrücken. Das gestörte Essen wird also zum Normalphänomen.

Der Diskurs der Extremisten

Selbst der Durchschnitt der Bevölkerung sieht, wie wir in unserem epidemiologischen Projekt feststellen konnten, recht häufig das Essen als etwas Problematisches, als etwas Schwieriges an. Es gilt zumindest als etwas, dem man große Aufmerksamkeit schenken muß, damit man nicht über die Stränge schlägt, zu dick wird oder sich ungesund ernährt. Kleinspehn (1987) meint, daß sich Identitätsbildung im 20. Jahrhundert sehr viel mehr als je zuvor über das Essen bestimmen läßt. Der Verlust traditioneller familiärer Essenszeiten, das Verschwinden des kulinarischen Gegensatzes zwischen Alltag und Fest, die Verinnerlichung rigider Normen für den weiblichen Körper – all dies scheint zusammenzuwirken, um den einzelnen für das Essen in erhöhtem Maß zu sensibilisieren, und dadurch auch neue und individuell bestimmte Problemzonen zu schaffen. Das Essen birgt nun nicht mehr wie in früheren Jahrhunderten äußere Gefahren in sich (Hunger, Vergiftung etc.), sondern vorwiegend innere. Wir finden sie in den oft krankhaft anmutenden Ängsten vor dem Dickwerden, vor Kontrollverlust, im Ersatz sexueller Befriedigung durch das Essen u. ä. m.

Allerdings, so muß man hinzufügen, können diese inneren Gefahren zum Teil auch wiederum veräußerlicht werden: So z. B. wenn Informationen über die ungesunde Herstellung von Lebensmitteln dazu führen, daß so gut wie nichts mehr im Supermarkt gekauft wird, weil man dauernd Angst hat, vergiftet zu werden. Baumann (1995) hat in diesem Zusammenhang darauf hingewiesen, daß angesichts des unerreichbaren Ideals der »Fitneß« die »Belagerungsmentalität« (von Giften und anderen Gefahren für den Körper, E. J.) sich in kurzen, aber heftigen Eruptionen von »Körperhysterie« Luft verschafft. Man ißt dann bestimmte Dinge gar nicht mehr, stellt die Ernährung um u. ä. m.

Welch hohen symbolischen Wert das Essen bekommen kann, läßt sich aber nicht nur an den krankhaften Auswirkungen z.B. der Eßstörungen ablesen. Es gibt eine Gruppe in der Bevölkerung, die die Symbolisierung ein Stück weitertreibt als der Durchschnitt: die Gruppe der Alternativesser (»Extremisten«). An ihnen, die sich in ganz besonders elaborierter Weise mit dem Essen befassen, läßt sich – so meinen wir – sehr gut aufzeigen, in welchen symbolischen Formen sich Essen erleben läßt, mit welchen Symbolen es aufgeladen wird.

Die alternative Ernährung geht immer über das als »durchschnittlich richtig« angesehene Ernährungsverhalten weit hinaus. Zwar werden viele Erkenntnisse der Ernährungsphysiologie und -medizin benutzt. Man konzentriert sich aber sozusagen in Zerrform meist nur auf einen einzigen der üblichen Ernährungsgrundsätze und verabsolutiert ihn: Die Warnung vor zuviel tierischem Eiweiß wird so zum lautstarken Verzicht auf Fleisch und Milchprodukte überhaupt. Die Empfehlung, viele Ballaststoffe zu sich zu nehmen und Vitamine nicht allzusehr zu verkochen, wird zum Dogma der absoluten Rohkost. Es wird also nicht mehr auf die »übliche« Ernährungsweise abgestellt, sondern auf das totale »Anderssein«. Ton und Argumentation der alternativen Ernährungsbücher erinnern daher sehr oft an die Erbauungslektüre von Sekten. Viele publizierende »Alternativler« haben denn auch vor ihrer Ernährungsveränderung in alternativen Gruppen oder in Sekten gearbeitet. Der Ton ist warnend, polemisch, eifernd und von hoher Selbstgewißheit getragen.

Wir sehen in diesen Extremformen des Ernährungsdiskurses die ganze Palette von Argumenten, die auch dem Normalpublikum nicht fremd sind, überspitzt und übersteigert, angereichert mit Ideologemen gesellschaftskritischer und religiöser Herkunft. Zivilisationskritik und Warnung vor gesellschaftlichen Mißständen sowie Unzufriedenheit mit den menschenverachtenden Praktiken einer auf Profit hin angelegten Konsumgesellschaft sind verankert und verabsolutiert im Thema Ernährung. Die überall empfundene Handlungseinschränkung in dieser Massengesellschaft soll auf diese Weise gelockert werden: Bin ich auch in sehr vielen anderen Bereichen nach wie vor Manipuliermasse – über meine Nahrung bestimme ich selbst. Der Glaube an die alternative Ernährung wirkt dabei oft wie eine Heilsreligion, deren Funktion es ist, den Zwängen der Gesellschaft zu entrücken.

Auch dies deutet auf eine Möglichkeit, sich im Diskurs um die Ernährung ein Feld abzustecken, wo man Probleme und Spannungen ausagieren kann. Die Grenze zwischen Eßstörung und untypischem Eßverhalten ist manchmal sehr unscharf. Das vorliegende Kapitel will an einigen Beispielen der »Extremisten« aufzeigen, in welcher Weise hier existentielle Probleme durch und mit dem Essen ausagiert und einer Lösung zugeführt werden. Die wichtigsten Strukturen des Alternativessens sollen anhand der Literatur zum Alternativessen und anhand dessen, was Anhänger alternativer Eßkulturen über ihr eigenes Erleben des Essens zu berichten haben, herausgearbeitet werden.

Drei der bekanntesten Bücher sollen daher – stellvertretend für viele andere – detailliert beschrieben werden.

M. L. Moeller (1991): »Gesundheit ist eßbar«

Moeller ist zwar nicht der Pionier der von ihm vorgestellten »instinktiven Ernährung« (ihr Erfinder ist Claude Guy Burger), sein Buch ist jedoch deshalb interessant, weil er als Arzt und Psychoanalytiker mit vielen Überlegungen zur allgemeinen Lebensgestaltung aufwartet und einige interessante Erklärungen aus ernährungspsychologischer Sicht bereit hält. Die neue, von ihm vehement vertretene Ernährung ist relativ einfach zu beschreiben, aber sehr schwer durchzuhalten. Sie basiert auf zwei Grundgedanken:

• Man möge nur Rohkost zu sich nehmen.
• Man möge nur jeweils das zu sich nehmen, was einem der »Instinkt« gerade einflüstert. Fleisch und Fisch – sofern nicht erhitzt – sind nach dieser Ernährungregel nicht gerade verboten, aber auch nicht unbedingt erwünscht.

Moeller geht davon aus, daß es auch beim Menschen einen »Ernährungsinstinkt« gibt. Damit verbunden ist die sogenannte Instinktsperre, d. h. Menschen wissen »instinktiv«, wann sie von einer Speise genug haben und wann sie sie überhaupt nicht essen sollten. Es gibt also eine Art Selbstregulation, die dem Menschen bei der Auswahl seiner Nahrungsmittel hilft. Allerdings muß dieser natürliche Instinkt unterstützt, vielleicht sogar erst geweckt werden. Voraussetzung dafür ist die Rohkost. Nur wer sich ausschließlich von Rohkost ernährt, kann schließlich diesem Instinkt vertrauen. Die Heilsversprechungen sind zwar genauso groß wie bei anderen Alternativbüchern, aber Moeller weiß um die Schwierigkeiten des Übergangs und versucht, dabei Hilfen zu geben. Wichtig sind die Selbsthilfegruppen und Reflexion über die eigene psychische Verfassung. Da Rohkost, nach Moellers Meinung, der »Natur« des Menschen entspricht, aber offenbar doch von vielen Menchen abgelehnt wird, weil sie Sehnsucht nach warmem, gekochtem Essen haben, sucht er nach Erklärungen für dieses offenbar »unnatürliche« Verlangen. Er findet es in der frühen Mutterbeziehung. Da man von der Mutter warme Milch und warmen Brei bekommen hat, bedeutet die Sehnsucht nach dem Warmen eine noch immer bestehende Mutterbindung. Warmes Essen symbolisiert also den warmen Brei und die warme Muttermilch der frühen Kindheit. »Die Auseinandersetzung mit dem Essen ist im Unbewußten stets eine Auseinandersetzung mit der Mutter« (S. 15). Ein »Umwandeln der Eßgewohnheiten (ist) seelisch gesehen zunächst eine Abtrünnigkeit von der Mutter ... Anders gesehen eine Art Mutterraub« (S. 15). Im Sinne einer »Trennungsschuld« wird daher oft das neue Essen mit »Wut, Gereiztheit und einem Gefühl von Geborgenheitsverlust« (S. 15) beantwortet, auch wenn man sich freiwillig dazu entschlossen hat.

Da die warme Muttermilch ja zweifellos etwas Natürliches ist, bleibt ein wenig unklar, weshalb man sich gerade von der mit ihr verbundenen Wärme unbedingt trennen muß. Hier wird, analog zum psychoanalytischen Denken, die Notwendigkeit betont, die infantile Symbiose zu lösen. Auf den ersten Blick scheint dies sogar eine gewisse logische Evidenz zu haben; allerdings hat noch kein Analytiker je behauptet, daß dies in einer Abkehr von unbedingt allen Gewohnheiten der Kindheit bestehen muß, und selbstverständlich kann die Psychoanalyse keine Aussagen darüber machen, welche Verhaltensweisen sich als »natürlich« bzw. »unnatürlich« bestimmen lassen, weil sie diesen Unterschied gar nicht kennt.

Auch Moeller weiß, daß es vielen Menschen schwerfällt, auf warme Nahrung ganz zu verzichten. Der Erfahrungsaustausch in kleinen Gruppen ist jedenfalls immer geeignet, die »inneren und äußeren Hürden« (S.17) zu überwinden.

Aber nicht nur die Notwendigkeit der Auflösung von Mutterbindungen ist verantwortlich zu machen für die geforderte Abkehr vom Gekochten. Moellers Meinung nach sind Menschen an gekochte Nahrung einfach »nicht angepaßt« – eine etwas abenteuerliche Behauptung angesichts der urzeitlichen Funde von Feuerstellen und Kochtöpfen. Moeller aber besteht darauf, daß das Kochen eine »seltsam bizarre Sitte« (S. 17) darstellt. Wir seien genetisch nicht vorprogrammiert für Gekochtes, argumentiert er. Außerdem hätte die moderne Ernährungsforschung den Verlust der Minerale durch Kochen festgestellt, den Wegfall bestimmter Vitamine, den Verlust der Enzyme. Auch psychophysiologische Gründe sprechen für Rohkost: z.B. der Verlust des natürlichen Geschmacks, weshalb wir in »unnatürlicher« Weise alles nachwürzen müssen. Durch das warme Essen verlieren wir die Instinktsperre und die Selbregulation der Ernährung. Diese aber müssen wir schrittweise (analog der Aufgabe der Mutterbindung) wieder für uns nutzbar machen. Vorteile des Kochens gibt es praktisch nicht. Wenn überhaupt, dann gab es sie in der Eiszeit (um Nahrung aufzutauen) bzw. in Gegenden, wo die Nahrung rasch verdirbt, um sie haltbarer zu machen. Dies ist im Zeitalter des Kühlschranks nicht mehr nötig. Hier besteht ein gewisser Bruch in der Argumentation. Es scheint also bezüglich der »natürlichen« Rohkost doch regional bedingte Ausnahmen zu geben.

Einige Spekulationen über die Nachteile des Kochens betreffen den psychischen Bereich: Moeller nimmt zum Beispiel an, daß durch gekochtes Essen auch Aggressionen enstehen: »Alle Vertreter des neuen Essens sprechen von der größeren Ausgeglichenheit und geringeren Gereiztheit der Menschen, die anders essen« (S. 91). Gute Beispiele für Vegetarier seien Pythagoras, Jesus (obwohl er doch zum Abendmahl ein Lamm

schlachten ließ?), Leonardo da Vinci und Einstein. An dem Vegetarier
Hitler allerdings scheitert auch Moeller – er meint dazu nur lapidar, daß
Hitler als Fleischesser vielleicht »noch schrecklicher« gewesen wäre
(S. 91).

Richtige Ernährung ist für Moeller in vielfältiger Weise mit der ganzen
Person verknüpft. Es sieht so aus, als sei für ihn der Angelpunkt seiner
Einstellung zum Leben nur in engem Zusammenhang mit dem Essen zu
sehen. Neue sinnliche Genüsse und ein neues Gefühl für Sexualität sind
damit verknüpft. Überhaupt, so erzählt Moeller, bleibe er mit seinen
Hinweisen auf die neue Ernährung seinem Beruf als Psychoanalytiker
sozusagen treu: »Neue Bedeutungszusammenhänge für seelische und
körperliche Symptome anzubieten« (S. 19), sei seine Aufgabe. Prävention von Krankheiten, Vorsorge für das Alter, ein neues Lebensgefühl, das
der taoistischen Philosophie verhaftet ist – das sind die nicht nur körperlichen, sondern auch die spirituellen Dimensionen, die durch die instinktive Ernährung angesprochen werden. Dementsprechend ernsthaft werden natürlich auch die Schäden behandelt, die man sich durch falsche
(z. B. gekochte) Ernährung zufügen kann.

Man kann sich des Gefühls nicht erwehren, daß hier von Erleuchtun-
gen und Bekehrungen die Rede ist, wobei diejenigen, die noch im Dunk-
len wandern, kräftig abgewertet werden. Das Buch durchzieht Unverständnis für alle, die noch immer kochen: »Meine durchgekochten
Freunde« (S. 17) werden die noch nicht Erleuchteten genannt. Der
Autor versteht nicht mehr, »... wie sie essen können, was sie durch Erhit-
zen erst vieler Wertstoffe und seines Aromas berauben, um es dann
nachträglich wieder aufzuwürzen. Vielleicht ist dieses unbegreifliche,
wenn auch übliche Verfahren eine unerkannte Variante der Herrenmen-
schen, die Natur zu unterwerfen, um sich nicht mehr abhängig von ihr
fühlen zu müssen« (S. 17). Daß viele Zivilisationskrankheiten eine Folge
der falschen Ernährung sind, steht für ihn fest. Die »unbekümmerte Einstellung«, die kochende Menschen zu ihrer Ernährung haben, nennt er
»hochgradig selbstzerstörerisch... Wir bagatellisieren, daß wir uns mit
dieser Form unserer täglichen Mahlzeiten selbst zugrunde richten. Dies
entspricht genau den Vorgängen, die wir der Umwelt gegenüber an den
Tag legten und noch legen« (S. 9).

Hier wird der religiös-moralische Ton streng und fast unduldsam,
obwohl gerade Moeller immer wieder betont, daß jeder selbst seinen Weg
finden müsse. Daß dieser Weg letztlich aber doch die von ihm favorisierte Gestalt annehmen wird, scheint gerade in den eher unscheinbaren
Redewendungen und Beispielen klar. »Meine elfjährige Tochter Nina, die
erst einige Schritte zum neuen Essen gemacht hat ...« (S. 19). So beginnt
beispielsweise eine Fallschilderung im Stile der Bekehrungsliteratur, was

impliziert, daß die nächsten Schritte wohl noch folgen sollen, wenn das Kind erst »richtig« empfindet.

Alles in allem ist es wohl nicht verfehlt, wenn man seine Ernährungsvorschläge als eine Form quasi-religiöser Ratgeberliteratur begreift; im Stile frömmelnder Traktätchen werden Menschen geschildert, die dank der neuen Ernährung mit neuen Dimensionen des Lebens vertraut wurden und endlich Sinn in ihrem Leben gefunden haben. Moeller berichtet dabei sehr persönlich immer wieder Erlebnisse, die er mit Freunden der gleichen Eßkultur hatte: beim Sammeln von Wildkräutern und beim Versuch, sich hauptsächlich davon zu ernähren, oder bei einem Restaurantbesuch mit Partnerin, die schon fast »bekehrt« war und nun noch die letzte Erleuchtung genoß. Die bei streng Religiösen zu beobachtende Einteilung der Menschen in »Bekehrte«, »Unverbesserliche« und »Schwankende« läßt sich in seinen Erzählungen leicht wiederfinden. Die Kriterien scheinen ziemlich klar. Die Unbelehrbaren aber haben Schlimmes zu gewärtigen: Krebs, ein schrecklich sieches Alter, Rheuma, Herzinfarkt und einen besonders unangenehmen Tod.

Harvey und Marylin Diamond (1985): »Fit for Life«

H. Diamonds Buch (seine Frau fungiert vor allem als Rezeptsammlerin) wird vom Präsidenten der »Foundation for Health Awareness«, Dr. Taub, mit dem Satz eingeleitet: »Fit for Life ist wie eine Offenbarung.« Auch hier findet sich also der religiöse Ton, der allerdings sehr viel weniger die spirituelle Dimension betrifft als bei Moeller. Die Religion der Diamonds heißt »Fitneß«, ganz im Sinne von Baumann: als ein »Festungsschutz«, der immer wieder bedroht wird – bedroht durch falsche Ernährung. Das Ehepaar Diamond selbst litt, seinen Angaben nach, an schweren körperlichen und psychischen Beschwerden, die im Zuge der neuen Ernährung allesamt kuriert wurden.

Ihre Ernährungsvorschläge brauchen einige Überlegung. Sie basieren auf Gedanken von Hay, und zwar auf dem Gedanken der Trennkost – diese Vorschläge werden allerdings in sehr vielfältiger Weise variiert und ausgeschmückt.

Nichts ist absolut verboten, wesentlich ist nur die Beachtung des »Was«, »Wann« und »Wie«. Bis zum Mittagessen z. B. darf nur frisches Obst gegessen werden (ich habe keinen Hinweis gefunden, warum zum Beispiel am Morgen Gemüse verboten ist), ab Mittag wird streng darauf geachtet, daß man die richtige Lebensmittelkombination einhält, d. h., daß nur eine einzige Speise aus »konzentrierter Nahrung« bestehen darf.

Alles außer Obst, Gemüse und Salaten ist »konzentriert«. Es muß außerdem unterschieden werden zwischen eiweißhaltigen und kohlehydrathaltigen (stärkehaltigen) Nahrungsmitteln. Stärke und Eiweiß sollten nie miteinander verbunden werden. Eiweiß mit Eiweiß ist ebenfalls nicht zu empfehlen. Stärke mit Stärke kann allenfalls toleriert werden. Wichtig ist außerdem, daß jede Mahlzeit zu etwa 70% aus Wasser besteht, solche Nahrung wird als »lebendige Nahrung« bezeichnet. Allerdings darf zum Essen nicht getrunken werden. Die Nahrungsaufnahme muß nach einem festen Zeitplan erfolgen, der wiederum einem angenommenen starren Verdauungszyklus entsprechen soll.

Basis dieser Ernährungsempfehlung ist die Vorstellung, daß der Körper laufend Gifte produziere, die sich in Form von Schlacken im Körper ablagern und sowohl dick machen als auch Energie verbrauchen. Menschen, die sich nicht an Diamonds Ernährung halten, werden also dick, krank, faul und energielos. Auch dies wird an vielen Beispielen, vor allem an den eigenen Erfahrungen, erläutert. Die Vorstellung vom Körper als Ofen, der bei schlechtem Heizmaterial Schlacken produziert, leuchtet einem konkretistischen Alltagsverstand schnell ein – auch wenn man im längst vergessenen Biologieunterricht ganz anderes über die Verdauung gelernt hat. Daß Physiologen und Mediziner diese Theorie ad absurdum geführt haben, ändert offensichtlich nichts an ihrer Eingängigkeit: Es handelt sich um eine solch geläufige Metapher, daß hier die ansonsten hochgeschätzte Wissenschaft am Volksaberglauben absolut nichts ändern kann.

Milch und Milchprodukte sowie Fleisch werden nicht gerade verboten, aber doch nur mit Bedenken zugelassen. In späteren Veröffentlichungen von Diamond wird das Fleischessen auch und gerade unter ökologischen Gesichtspunkten abgelehnt.

Mehr als bei Moeller wird bei Diamond mit »wissenschaftlich erwiesenen« Überlegungen argumentiert. Das Buch wird überschwemmt mit Prozentzahlen und Literaturangaben, die aber für den Laien schwer zu überprüfen sind. Die vom Bundesministerium für Gesundheit geförderte Evaluationsbroschüre über alternative Ernährung allerdings stuft gerade die Trennkost als wissenschaftlich nicht fundiert und in gewisser Weise sogar als gefährlich ein (AID, Verbraucherdienst informiert. Alternative Wege bewußter Ernährung, 1992, hrsg. vom Auswertungs- und Informationsdienst für Ernährung, Landwirtschaft und Forsten).

Basis der Diamondschen Empfehlungen ist eine sehr spezielle (und von der Wissenschaft nicht geteilte) Vorstellung von der Verdauung in ihrem Verhältnis zu den menschlichen Tagesrhythmen. In ziemlich grausig klingender Terminologie wird der Verdauungsprozeß bei falscher Ernährung beschrieben. Fäulnis und Gärung spielen darin eine gewichtige Rolle, wobei der Eindruck erweckt wird, als seien Obst und Gemüse solchen Prozessen nicht unterworfen. Die Schilderung der Verdauung nach einer Mahlzeit, die aus Steak mit Kartoffeln (einer verbotenen Zusammensetzung!) besteht, sieht dann etwa so aus: »Der größte Teil des Eiweißes hat sich durch den langen Aufenthalt im Magen durch Fäulnis zersetzt ... Wegen all der Fäulnis, Gärung und der daraus entstehenden Säure verbleibt im Magen letztlich eine verdorbene, faulende, übelriechende Masse ... Die Nahrung, die unverdaut im Magen bleiben muß, fault buchstäblich vor sich hin ... Stellen Sie sich das vor! 9 m Darm werden gezwungen, sich mit dieser faulenden Nahrung zu befassen« (S. 70 f). Kann man nach dieser Lektüre noch Lust auf ein Steak mit Kartoffeln haben?

Auch das Essen von Milchprodukten wird mit einer Theorie verbunden, die andere Ernährungsfachleute merkwürdig finden: Nach Diamond überziehen Milchprodukte die Schleimhäute mit einem Film, der ihre Durchlässigkeit stark behindert. Dabei wird lebenswichtige Energie verschleudert. »Wenn der Organismus mit Schleim überladen ist, wird die Gewichtsreduzierung um das Zwei- bis Dreifache erschwert« (S. 133). Da Milchprodukte nun nicht gerade unter die absolut verbotenen Lebensmittel fallen, muß man, nach Diamond, den Schaden möglichst gering halten. »Milch sollte unbedingt nur für sich allein getrunken werden, denn kein anderes Nahrungsmittel auf dieser Erde bildet so viel Schleim. Milch verträgt sich mit gar nichts« (S. 135). Speziell solche Passagen sind es, die die Gesellschaft für Ernährungskunde warnen ließen, die Trennkost sei speziell für Kinder nicht ungefährlich!

Neben den (pseudo-)physiologischen Argumenten sind die psychologischen besonders interessant. Sowohl Milch- als auch Fleischesser sind offensichtlich weit entfernt von ihrem Instinkt.

Auch beim Fleisch finden wir die uns schon bekannte Vorstellung vom instinktiven Ernährungsverhalten. Die zum Beweis gewählten Beispiele lesen sich in ihrer schlichten Blauäugigkeit fast wie eine Parodie: »Schließlich wäre noch zu sagen, daß wir Menschen nicht einmal psychisch für das Essen von Fleisch geeignet sind. Stellen Sie sich vor, Sie wandern durch einen grünen Park, füllen Ihre Lungen mit frischer Luft und hören den Vögeln beim Singen zu. Vielleicht hat es kurz vorher geregnet ...« (Es folgt eine Aufzählung der Naturschönheiten.) »In diesem Augenblick huscht ein Eichhörnchen über den Weg. Was war Ihr erster instinktiver Impuls beim Anblick des Eichhörnchens, ehe Sie überhaupt Zeit hatten, einen Gedanken zu fassen? Sich darüber zu werfen, es mit den Zähnen zu packen, es aufzureißen und zu verschlingen, Blut und Gedärme, sozusagen mit Haut und Haar? Sich dann mit Genuß die Lippen zu lecken?« (S. 121). Nein, selbstverständlich nicht: Der »natürliche« Mensch freut sich an diesem niedlichen Tierchen. Vermutlich aber würden die blutrünstigen Steakesser ganz andere Gedanken haben. Ähnliches gilt für die psychische Abschreckung bezüglich der Milch. »Haben Sie jemals ein Zebra bei einer Giraffe trinken sehen? Nein? Haben Sie jemals einen Hund bei einem Pferde trinken sehen? Nein? Gut, haben Sie dann jemals einen Menschen bei einer Kuh trinken sehen? Alle drei Beispiele sind gleichermaßen lächerlich. Und doch haben Sie Menschen gesehen, die von Kühen trinken, jeder, der Milch trinkt oder andere Milchprodukte verzehrt, tut es« (S. 131).

Es wird immer wieder von der »unendlichen Weisheit des Körpers« gesprochen (S. 115), also immer wieder darauf verwiesen, daß es einen quasi angeborenen richtigen und natürlichen Speiseplan für den Menschen gebe.

Hinweise auf die Ernährungsweisen der Tiere sind oft nicht ohne logische Stilbrüche. Da wird zum Beispiel die nicht zu leugnende Tatsache, daß viele wildlebende Tiere Fleischfresser sind, mit dem Hinweis entkräftet, daß diese Tiere eben nur pflanzenfressende Tiere fressen (also in Wirklichkeit doch so etwas Ähnliches wie Vegetarier sind?) oder daß sie – da sie auch Blut und Gedärme mit verschlingen – eben die »natürlichen«, zu 70 – 80% wasserhaltigen »lebendigen« Speisen zu sich nehmen.

Eifer und fast religiöser Fanatismus sind bei Diamond gekoppelt an den Idealtypus der schlanken Gestalt und an die immer wache Energie. Sehr häufig werden Beispiele von über 100jährigen angeführt, die voller Energie Fahrrad fahren und Bücher schreiben.

Diese Vitalität und Energie sind bei Diamond allerdings – anders als bei Moeller – Selbstzweck. Eine spirituelle Dimension oder auch die Möglichkeit zu neuem Erleben und höherer Bedeutungszuweisung fehlen fast ganz. Nur an einer Stelle des Buches wird die Möglichkeit »positiven Denkens« erwähnt, ohne daß aber daraus eine besondere Weltanschauung gemacht würde. Das Konzept der »Energie« spricht sozusagen für sich. Der damit verbundene Gewichtsverlust wird sehr hoch veranschlagt, so als wären damit eo ipso mehr Lebensfreude und Energie gegeben. Die Zahlen der Übergewichtigen, die Diamond angibt, übersteigen allerdings bei weitem alle bisherigen Angaben (ca. zwei Drittel der Bevölkerung). Außerdem ist er der Meinung, daß die angegebenen Normalwerte viel zu hoch angesetzt sind. Er gibt nicht an, welche Unterlagen er für seine Berechnungen verwendet hat. Man kann sich gut vorstellen, wie bei gläubigen Lesern, deren Gewicht auch nur minimal über dem Idealwert nach Broca liegt, bei solchen Passagen wieder einmal Ekel ob ihres verfetteten Körpers aufsteigt.

Auch Diamond versteigt sich zu apokalyptischen Beschreibungen für diejenigen, die sich nicht an seine Ernährungsregeln halten. Auch hier werden die bekannten Volkskrankheiten in den düstersten Farben beschrieben und Heilung von sehr vielen Übeln alleine durch die von ihm praktizierte Trennkost versprochen.

Volker E. Pilgrim (1992):
»Zehn Gründe, kein Fleisch mehr zu essen«

Pilgrim, ein in vielen Modernitätsdebatten (Männerfragen, Frauenrechte, Kinderrechte etc.) beschlagener und recht streitbarer Schriftsteller, hat sein einziges Ernährungsdogma, kein Fleisch und keine Milchprodukte mehr zu essen, mit sehr vielen Begründungen und Überlegungen versehen.

Für ihn ist der (Lacto-)Vegetarismus nicht nur ein begrenztes und gesundheitserhaltendes Privatvergnügen, auch nicht nur ein Mittel zur Selbstwerdung. Er ist vielmehr Teil eines umfassenden gesellschaftlichen Rettungsprogramms.

Seine »10 Gründe« sind, auf Kurzformeln gebracht, folgende:

1. Keine Fremdstoffe in sich aufnehmen. Damit meint er die mit dem Fleischverzehr verbundenen chemischen Zusätze, die er, da bekannt, nur sehr global benennt.
2. Kein »ungelebtes Leben« verzehren. So wie der Mensch ein Recht auf ein natürliches Leben und einen natürlichen Tod hat, so hat auch das uns artverwandte Tier ein Anrecht auf volles Leben und Lieben. Durch das Abschlachten stoppen wir seine natürliche Lebensbewegung. Dieser plötzliche »Abbruch« der Lebensenergie überträgt sich auf Menschen, die Fleisch essen, d.h., dies könnte auch für den fleischfressenden Menschen die Fähigkeit zur lebendigen Tätigkeit blockieren.
3. Keine Angst in sich hineinfressen. Dies bezieht sich auf die Todesangst der Tiere im Schlachthof, wodurch sich eine Anzahl von Giften in das Blut von Fleischessern ergießt.
4. Liebe nicht kaputtmachen wollen. Dies ist sicher ein besonders merkwürdig klingender Passus. Pilgrim geht nämlich davon aus, daß auch bei Tieren (hier unterscheidet er offensichtlich nicht mehr zwischen den Arten) Paarbildungen wichtig sind. Ausgehend von eigenen Trennungserfahrungen versetzt er sich in »verlassene« Tiere, die nunmehr ihren »Partner« vermissen.
5. Den Schutz der Tiere genießen. Pilgrim meint selbst, dieser Grund sei irrational. Er habe aber das Gefühl, Tiere würden ihn schützen, wenn er sich ihnen nicht mehr in mörderischer Absicht nähere. »Wenn ich kein Tier verspeise, wird mir nichts passieren« (S. 35).

6. Die »Rache« des Tieres vermeiden. Da Fleisch nicht die »natürliche« Nahrung des Menschen ist, wird er durch das Fleischessen
bestraft, indem es »losgeht mit den Unheimlichkeiten der Pickel,
Polypen, Pusteln, Fisteln, Ekzeme, Geschwüre, Knoten und
Tumore« (S. 45). Sogar AIDS wird mit dem Fleischessen in
Zusammenhang gebracht: »Die Steak- und Hamburger-Gesell-
schaft der USA war eine günstige erste Niederlassung für die
neuen Viren der AIDS-Erkrankung« (S. 46). (Landläufiger und
wohl auch geprüfter Meinung zufolge ist Afrika die Heimat von
AIDS, also ein Kontinent, wo infolge der Armut recht wenig
Fleisch gegessen wird!)

7. Hellsichtigkeit, Offenheit, Feinfühligkeit erreichen. »Fleisch
macht dumpf« (S. 51). Das ist die Botschaft zur Begründung des
Vegetarismus. »Wie kann ich Teil eines harmonischen, aufeinan-
der abgestimmten Ganzen sein, wenn ich Todfresser bin?«
(S. 53). Sogar die Fähigkeit zu prophetischen Träumen will Pilgrim durch den Vegetarismus erreicht haben.

8. Erotische Stärke und Potenz. Pilgrim arbeitet hier dem Klischee
entgegen, Vegetarier seien schwach, kraftlos und unmännlich. Seiner Meinung und Erfahrung nach steigere sich die Potenz und
die Möglichkeit zu lang durchgehaltener Erektion. »Vegetarier
sind drahtig, federnd, Fleischesser schwerfällig« (S. 61).

9. Mütter und Männer sollen nicht gequält werden. Dies bezieht
sich auf die Tatsache, daß die Jungen ihren Müttern oft sehr rasch
entrissen werden und männliche Tiere kastriert oder sehr jung
getötet werden.

10. Die Nahrung selbst zusammensuchen. Pilgrim versucht in diesem
Kapitel einen Anstoß dafür zu geben, daß man sich (in Grenzen
natürlich) täglich seine Nahrung selbst zusammenstellt. Dies gehe
am besten, wenn man wenig kocht und sich hauptsächlich von
Körnern, Gemüse und Obst ernährt. Anders als bei Fleisch, Eiern
und Milchprodukten sind die Verteilungswege dieser Produkte
entweder nicht sehr lang, oder die Produkte sind so haltbar, daß
man auf Vorrat wirtschaften kann. Pate dieser Vorstellung sind
wohl frühe Kulturen der Jäger und Sammler oder frei lebende
Tiere.

Diese 10 Gründe sind zum Teil noch auf das Individuum zugeschnit-
ten. Im zweiten Teil seines Buches will Pilgrim aufzeigen, wie das Fleischessen mit allen Übeln der Gesellschaft zusammenhängt. »Je mehr die
Menschen an Fleischlichkeit verloren haben, umso mehr bedurften sie
der Zufuhr des tierischen Fleisches. Das Bewußtsein der eigenen Leib-
lichkeit und Sinnlichkeit schwand in dem Maße, wie der Fleischkonsum

anstieg« (S. 85). Daß dies nachweislich nicht stimmt, wurde bereits erläutert. Verbunden damit sieht er das Erstarken des Patriarchats. Das Töten als ein Mittel der Machtgewinnung wird allgemein geübte Praxis. »Der Vegetarismus ist hier und jetzt ein revolutionäres Mittel geworden, er hat patriarchatsabtragende Konsequenzen« (S. 90). Hier versteigt sich Pilgrim zu Sätzen, die ihm später so viel Kritik eingetragen haben, daß er sie bei neuen Auflagen zurücknehmen mußte. Zum Beispiel: »Das heutige Quälen und Töten von Artverwandten in der Fleischindustrie und im Testlabor ist eine Fortsetzung des Mordens in den Nazikonzentrationslagern« (S. 91). Ein Kommentar erübrigt sich hier wohl.

Das Grundelement des Patriarchats ist also das Kämpfen und Töten; eben diese Grundregel beherrscht unsere Ernährung.

Auch Pilgrim, ein Eiferer für seine Ernährung, überlegt, weshalb Menschen sich so schwer umerziehen lassen, wo doch die Botschaft der Vegetarier so klar und logisch sei. Auch er gelangt dabei zur frühen Kindheit. Die meisten Kinder (die »natürlicherweise« sehr selten Fleisch essen wollen) würden bei der Nahrungsaufnahme »gefoltert«. Das Beharren auf dem einmal eingeschlagenen Weg stelle eine Art von Trotzreaktion dar: Man wolle sich nun nicht mehr fremd bestimmen lassen, was ein Zeichen des narzißtischen Zeitalters sei.

Dazu komme noch, so Pilgrim, die Identifikation mit bestimmten Tieren. Die Kuh symbolisiere die Mutter, das Schwein den Vater, Schaf und Huhn die Geschwister. Indem wir diese Tiere essen, bleiben wir familiengebunden.

»Fleischesser sind keine Feinde, sondern Fehlgeleitete, Kinder von Mord- und Totschlagsgesinnungen« (S. 139). So resümiert er schließlich, um nicht alle Fleischesser sofort zu brutalen Bestien stempeln zu müssen.

In sehr pointierter Weise finden wir bei Pilgrim als zentralen Gedanken den des Mordes an Artverwandten. In seiner Sicht sind Tiere dem Menschen so nahe, daß man sich scheuen sollte, sie zu töten. Eine allumfassende Liebe zu diesen Geschöpfen spricht aus seinem Buch, auch eine Art von Sehnsucht, ihnen nahe zu sein. Auch hier finden wir die Vorstellung von der »Natur«, die den Menschen leitet. Wissenschaft wird zwar ab und zu zur Bekräftigung der Argumentation auch bemüht, aber alles in allem ist für Pilgrim der große kosmische Zusammenhang wichtiger. Sein Ziel ist die Errichtung einer friedlichen Gesellschaft, in der alle Lebewesen nebeneinander existieren und mit einem Minimum an Kampf gegeneinander auskommen können. Dieses utopische Ziel ist zwar noch in weiter Ferne. Diejenigen, die sich ihm nähern, werden aber schon jetzt belohnt: Nachdem er die Gebrechen der Fleischfresser in düsteren Farben beschrieben hat, versteigt er sich zu der Aussage: »Ich kenne keinen alten

Vegetarier, der an seinen Organen so ein Gespött seiner körperlichen Ausgangspositionen geworden ist« (S. 119). »Der qualvolle Tod am Ende der meisten Fleischverzehrer« (S. 132) aber ist die (verdiente) Strafe. Offensichtlich ist die verborgene Aggression des friedlichen Pflanzenfressers Pilgrim nicht gar so gut versteckt. Seine wüsten Drohungen und Verurteilungen der Fleischfresser sind so eindeutig von Rachegedanken durchtränkt, daß es schwer fällt, ihm seine freundlichen Utopien abzunehmen. Vielmehr fragt man sich besorgt, was er – wäre er mit Macht ausgestattet – wohl mit den todbringenden Leichenfressern alles anstellen würde?

Die »Eßbibeln«

Im nachfolgenden Abschnitt werden einige allgemeinere Überlegungen über den Essensdiskurs anhand von Literatur zum alternativen Essen dargestellt. Ihres oft sektiererischen Tons wegen haben wir sie immer wieder als »Eßbibeln« bezeichnet, weil sie mit fast religiös anmutenden Symbolen den Eindruck von Heilsliteratur erwecken.

Unter »alternativer Ernährung« verstehen wir ganz pragmatisch diejenige Ernährung, die von der Ernährung des Bevölkerungsdurchschnitts, also von relativ ausgewogener Mischkost, stark abweicht.

Sehr unterschiedliche Vorschläge werden bei den Alternativessern gemacht und zum Teil vehement vertreten. So unterschiedlich aber die Vorschläge zur »richtigen« Ernährung auch sein mögen, es gibt auch Gemeinsamkeiten in der Darstellung und Begründung der Ernährungsvorschläge, die auf einen Grundkonsens hinweisen. Dieser Grundkonsens besteht einerseits in einer fast devot zu nennenden Verbeugung vor der Wissenschaft – aber natürlich sind damit auch die dazugehörigen Ambivalenzen verbunden. Er liegt andererseits sehr häufig in der Beschwörung des »Natürlichen«. Den eher rationalen Begründungen gesellen sich öfter persönliche Erfahrungen in Form von Erleuchtungserlebnissen bei. Damit verbunden werden meist auch moralisch-ökologische Überlegungen. All dies führt, wenn man den alternativen Ernährungsbüchern glauben will, zu einer ganz neuen Form von Genuß. Essen wird so ein hochbedeutsamer symbolischer Akt, der etwas mit der Authentizität der Person, dem Willen zur Verbesserung einer außerordentlich kritikwürdigen Gesellschaft und mit Rettungsfantasien zu tun hat.

Folgende Literatur wurde zur Analyse herangezogen: Aihara, H. (1988): Säuren und Basen; Diamond, H. u. M. (1985): Fit fürs Leben;

Grell, M. (1982): Anders essen; Kühne, P. (1985): Lebensmittelqualität und bewußte Ernährung; Moeller, L. M. (1991): Gesundheit ist eßbar; Nöcker, R. (1992): Lichtkost; Pilgrim, V. E. (1992): Zehn Gründe, kein Fleisch mehr zu essen; Walb L. u. Heintze, Th. u. M. (1992): Original Hay'sche Trennkost.

Die Rolle der Wissenschaft

Eine Ernährungsbibel, die nicht mit der herkömmlichen Wissenschaft operiert, oder zumindest kokettiert, ist selten. Die Ambivalenz, die sich innerhalb der Wissenschaft selbst in vielen Sektoren ausbreitet (ein Ergebnis widerspricht immer wieder einem anderen, Methoden werden unklar beschrieben etc.), spiegelt sich auch in der alternativen Ernährungsliteratur. In sehr vielen Büchern wird diese Ambivalenz schnell deutlich – vor allem in denjenigen Ernährungsvorschlägen, die vom Durchschnittsessen der Bevölkerung sehr stark abweichen. So schreibt z. B. Moeller:»Wende dich nicht vertrauensvoll an übliche Ärzte, wenn es um deine Ernährung geht. Normale Ärzte wissen über Ernährung ebenso wenig wie über Sexualität und seelische Vorgänge« (S. 71). Allerdings gibt er immer wieder Hinweise auf das, was »wissenschaftlich« nachgewiesen wurde, z. B. das Zerfallen der Enzyme durch das Kochen, wodurch die autolytische Selbstverdauung entfällt, der Hinweis auf Funde des »Urmenschen«, dessen Zähne mit modernsten Methoden der Spektralanalyse untersucht wurden (Ergebnis: Er war vermutlich Pflanzenfresser). Bisher von der Wissenschaft als gültig erachtete Grundsätze (z. B. die Bedeutung von Eiweißprodukten wie Milch, Joghurt, Quark) werden allerdings ohne ausführliche Begründung oder mit Hinweis auf eigene persönliche und individuelle Erfahrungen als unhaltbar dargestellt. So weist Diamond darauf hin, daß der Verzehr von Milch und Milchprodukten zwar wissenschaftlich umstritten sei, er selbst aber nach einer Milch-Ei-Fleisch-Diät sich abgespannt und miserabel gefühlt habe. Außerdem gebe es eine »Fülle von wissenschaftlichen Veröffentlichungen«, die den Verzehr von Milch und Milchprodukten mit den bekannten Zivilisationskrankheiten in Verbindung brächten. Eine »wissenschaftlich hochangesehene Persönlichkeit«, Dr. Ellis, wird zitiert: Er habe in 25 000 Fällen aus eigener Arztpraxis nachweisen können, daß Erwachsene, die Milchprodukte essen, Nährstoffe nicht so gut aufnehmen können wie Erwachsene, die keine Milchprodukte essen. Schlechte Nährstoffaufnahme bedeute aber chronische Müdigkeit. (Wer die Schwierigkeiten bei epidemiologischen Untersuchungen kennt, wird wohl angesichts dieser 25 000 untersuchten Fälle etwas skeptisch.)

Auch Nöcker (Vertreterin der »Lichtkost«), ansonsten der Er-
nährungswissenschaft gegenüber recht skeptisch, berichtet, was »Forscher« herausgefunden hätten, als sie Testpersonen würzige Äpfel riechen
ließen: Die Hirnströme verlangsamten sich nämlich wie bei der Medita-
tion.

Herman Aihara, Vertreter der Makrobiotik, versucht, die Zweiteilung
der Nahrungsmittel in säurebildende und basenbildende mit dem Yin-
Yang-Prinzip in Verbindung zu bringen.

Volker E. Pilgrim verweist bei seinem vehementen Plädoyer gegen das
Fleischessen (Milchprodukte sind zwar erlaubt, aber nicht unbedingt
erwünscht!) auf die vielfältigen Giftstoffe, die man im Fleisch wissenschaftlich nachweisen konnte und bringt sie auch mit den Zivilisationskrankheiten in Verbindung. Seine wissenschaftliche Argumentation bezieht sich vor allem auf die Ergebnisse der chemischen
Untersuchungen der vielfältigen Zusatzstoffe im Fleisch. Resümierend
höhnt er: »Ich wollte Sauerbraten, Hühnerfrikassee, Koteletts, Haxn,
Sülze, Speck, Rippchen, ungarische Salami, Kalbsleberwurst, Knacker,
Katenschinken ... essen und mich nicht unter ein Abflußrohr der Farb-
werke Höchst und Kompagnons legen müssen, wenn mich nach einem
Stück Fleisch gelüstete« (S. 15).

Wissenschaftliche »Beweise« sind meist sehr wichtig; allerdings
werden sie immer recht variabel und selektiv verwendet. Reichen sie offensichtlich zur schlüssigen Beweisführung für die eigene Ernährung
nicht aus, werden eigene Erfahrungen und Einzelberichte von anderen
angegeben.

Wichtig erscheint uns aber in diesem Zusammenhang nicht, ob und in
welchem Umfang die »wissenschaftliche« Beweisführung »stimmt«.
Wichtig ist vielmehr die Tatsache, daß sie überhaupt in solch aufwendiger
Form erscheint. Ohne diese »Beweise« scheint den Protagonisten des
Alternativessens ein Diskurs nicht ernst genug. Auch wenn, wie z. B. bei
den Anthroposophen, der seit Rudolph Steiner vorgelegte Essenskanon
noch immer als gültig erachtet wird (und bei Steiner sind die Begründungen im wesentlichen geistiger Natur), wird die »moderne« Wissenschaft bemüht zu beweisen, daß Steiner intuitiv das (wissenschaftlich)
»Richtige« gesehen hat.

Wenngleich gebrochen, ist also der Glaube an die Möglichkeiten der
Wissenschaften doch noch immer sehr dominant und schlägt sich sozusagen als »schlechtes Gewissen« gegenüber der Wissenschaft in den
diversen Schriften nieder.

Im offensichtlich nicht ganz leicht zu entwirrenden Geflecht von unterschiedlichen Meinungen zum Essen brauchen die meisten Autoren
eine Autorität wie die Wissenschaft – trotz aller Kritik an ihr. Als Prinzip

des Strengen, Gesetzlichen stellt sie ein väterliches Prinzip dar, ohne das die verwirrten »Kinder« der verschiedenen Eßkulturen keinen Halt hätten.

Max Weber verweist auf die »typisch moderne« Weise, mit der Wissenschaft umzugehen: Sie wird in ideologischer Absicht ge- und mißbraucht, um eine eigene Position zu markieren. Ihr Kennzeichen ist, daß sie sich dann nicht mehr in Frage stellen läßt. Dies zeigt sich auch in den verschiedenen Eßbibeln: Je weiter weg vom durchschnittlichen Eßverhalten, desto grimmiger der Verweis auf irgendwelche »wissenschaftlichen Beweise«. Es geht um eine »parteiliche Wahrheit« (Foucault), mit der jeweilige Bruchstücke der Wissenschaft verwendet werden, um die eigene Position abzusichern. Hat die »offizielle« Wissenschaft zu einer bestimmten Position entweder nichts zu sagen oder sogar das Gegenteil, dann wird eben wenigstens zu einer ausgefeilten Wissenschaftssprache mit vielen Fremdwörtern und Begriffen aus der Physiologie und Medizin gegriffen, die noch immer den Anschein der Autorität hat. Auffallend ist in dieser Hinsicht das Diamondsche Werk. Vorstellungen, die »der« Wissenschaft absurd erscheinen (z.b. vom Verdauungssystem, das Schlacken produziere, oder diejenige, Milch würde die Schleimhäute »verkleben« und damit eine Resorption der in der Milch enthaltenen Nährstoffe nicht gewährleisten), werden mit der Meinung der offiziellen Wissenschaft nicht konfrontiert. Wissenschaftskonforme Vorstellungen dagegen werden ausführlich mit Zitaten aus der offiziellen Ernährungsliteratur belegt. Hier wird also vor allem die Sprache der offiziellen Wissenschaft nachgebildet, eine Anerkennungsgeste, die ganz offensichtlich nötig ist, um das ganze Werk zu adeln.

Dies gilt auch für moderne anthroposophische Werke. Für Rudolph Steiner genügte es noch, darauf hinzuweisen, daß Milch als »frei fliessendes« ganz der Aufgabe hingegeben sei, andere Wesen mit ihrer Lebenskraft zu ernähren. »Milch und Milchprodukte überhaupt – sie wirken so auf den Menschen, daß sie ihre Wirksamkeit in gleichmäßiger Art auf den ganzen Menschen erstrecken, alle Organe kommen gewissermassen in einer gewissen Harmonie zu ihrem Rechte« (zitiert in Renzenbrink). Renzenbrink (1981, 1982), ein moderner Anthroposoph, zählt brav auf, welche Nährstoffe Milch hat, verweist speziell auf die Hochwertigkeit des Milcheiweißes und referiert Ergebnisse der offiziellen Ernährungsforschung in bezug auf jeden einzelnen Nährstoff. Jedes Kapitel, das von einem bestimmten Nahrungsmittel handelt, wird also bei ihm zuerst mit der geisteswissenschaftlichen Sichtweise von Steiner begonnen und dann mit vielerlei Hinweisen auf moderne Erkenntnisse fortgesetzt. Der Adel, den moderne Wissenschaft verleiht, soll nicht fehlen.

Die Rolle der Natur

Der Rousseausche Glaube an die Weisheit der Natur, die Vorstellung, daß die Natur uns Menschen als liebevolle Mutter an die Brust nehmen könnte und uns das »richtige Leben« beibringe, durchzieht so gut wie alle Ernährungsbibeln.

»Ißt der Mensch nach den biochemischen Gesetzen der Natur, braucht er keine Angst vor Krankheiten zu haben, denn Angst ist Ursache und Ergebnis von Krankheit zugleich« (S. 13). So beginnen lapidar die Vertreter der Hayschen Trennkost, Walb und Heintze, ihr Plädoyer. Die von Claude Burger propagierte »instinktive Ernährung« wurde in der Version von L. M. Moeller schon eingehend beschrieben. In dieser Lehre wird das »Natürliche« wohl am deutlichsten vertreten. In Vorträgen tritt Burger übrigens auch dafür ein, daß Menschen, wenn sie wirklich gesund leben wollen, wieder in die Wälder zurückgehen sollten. Die Zähne der Urmenschen, die Gewohnheiten freilebender Tiere, die Vorlieben von Kindern – all dies zeige an, daß die Natur uns den richtigen Weg weise, wenn wir nur auf sie hörten.

Oft sind die Beweise grotesk und kaum nachzuvollziehen. So z. B. bei den Diamonds: »Ich werde Ihnen eine Frage stellen, für deren Beantwortung Sie nur Ihren gesunden Menschenverstand gebrauchen sollen. Kühe trinken keine Kuhmilch, weshalb sollen dann die Menschen Kuhmilch trinken?« (S. 130). Um die Widernatürlichkeit des Fleischessens darzulegen, heißt es: »Kinder sind die richtigen Testpersonen. Setzen Sie ein kleines Kind zusammen mit einem Kaninchen und einem Apfel in einen Laufstall. Wenn das Kind das Kaninchen ißt und mit dem Apfel spielt, kaufe ich Ihnen ein neues Auto.« (Daß Kinder meist eine enorme Vorliebe für Gummibärchen und Schokoladenriegel haben, liegt natürlich nur an den schlechten elterlichen Vorbildern.)

Die meisten Autoren können gar nicht genug die »Weisheit des Körpers« preisen, indem sie etwa darauf hinweisen, daß Tiere ihre Nahrung nie kochen oder nur Pflanzen fressen. Zwar gebe es eindeutig fleischfressende Raubtiere. Daß diese aber Klauen und besondere Reißzähne haben, was den Menschen fehlt, bedeute nach dem Plan der Natur, daß dem Menschen das Fleischessen natürlicherweise verboten sei.

Auch Makrobioten berufen sich sehr oft auf die Natur. Nur die vier Eckzähne, so argumentiert Grell, seien zum Kauen tierischer Nahrung bestimmt. Dies müsse eindeutig ein Zeichen dafür sein, daß die Natur uns nur sehr wenig Fleisch zugestehen will. Für viele Menschen sicher schwer nachzuvollziehen ist auch folgende Begründung: »Essen Sie viel von dem, was wächst: was sich uns anbietet. Essen Sie wenig von dem, was (weg)springt: was sich uns entziehen möchte. Es herrscht eine Ordnung in der Welt« (Grell, S.12).

Nöcker spricht von einer »Urnahrung« – Früchte, Wurzeln und Nüsse. Dies sei die einzige Nahrung, die Menschen ohne Widerwillen roh und ungewürzt essen könnten, was wiederum einen Hinweis der Natur für uns bedeute.

Das zugrundeliegende Modell ist einfach: Unter dem zivilisierten Menschen verborgen liegt der »wahre«, der natürliche Mensch, der – wie ein tief versenkter Schatz – gehoben werden muß. Dieser Befund, der die Überlegungen aller bedeutenden Anthropologen und Philosophen des 20. Jahrhunderts zur Gesellschaftlichkeit des Menschen problemlos übergeht, wirkt auf viele offensichtlich immer wieder überzeugend. Metaphern wie die von der »Mutter Natur«, der »Weisheit der Natur« und der »lebendigen Nahrung« sind längst eingeprägt und wirken verstärkend.

Es soll hier nicht ausführlich auf die verschiedenen Formen der Auseinandersetzung eingegangen werden, wie und ob es so etwas wie die »wahre Natur« (den »wahren Körper«, die »wahre Sexualität«, das »wahre Essen« etc.) geben könne. Nachdem die von Descartes herrührende Trennung von Res extensa und Res cogitans in der europäischen Geistesgeschichte nachhaltige Konsequenzen gehabt hat, entstanden zwei unterschiedliche Auffassungen über die »Natur« des Menschen. Die eine, von Elias verkörpert, bezieht sich auf die »Denaturierung« des Menschen und seiner Lebensäußerungen im Laufe der Geschichte; die andere, von Foucault inauguriert, zeigt auf, daß es eine solche »eigentliche« Natur nie geben kann: Schon immer ist der Mensch mit seinem Körper und seinen Bedürfnissen ein Spielball der gesellschaftlichen Macht gewesen. Letzteres ist übrigens auch in der Freudschen Kulturtheorie angelegt.

Parallel zur Idealisierung und Romantisierung der Natur erfolgt natürlich die Abwertung der Zivilisation. Diese wird in den meisten Büchern sehr drastisch geleistet. Das Ehepaar Diamond wurde in diesem Zusammenhang schon ausführlich zitiert.

Auch bei Pilgrim finden wir Zivilisationsverachtung: »Und das ach so wichtige, angeblich unverzichtbare tierische Eiweiß sitzt im Muskelfleisch in einer solchen Dosis, daß es im menschlichen Körper Stoffwechselstörungen verursacht, giftige Zersetzungsprodukte herstellt und die netten Ablagerungen bewirkt wie zum Beispiel die beliebte Harnsäure, so daß es rasselt im Gebein (Gicht und Rheuma) und scheppert in Galle, Niere und Blase vom selbstfabrizierten Gestein« (S. 45). »Fleischwölfe, Leichenesser, Kadaververzehrer« nennt Pilgrim diejenigen Menschen, die Fleisch als eine ordentliche Menschennahrung ansehen.

Notwendigerweise kommt man, setzt man einen »Ursprung« des Menschen voraus, immer zum Gegensatz von menschlicher Natur und menschlicher Kultur. Ob man dann die Affektkontrolle eher kritisch sieht oder ob man, wie manche Freudsche Psychoanalytiker, die Sublimierungsleistungen über die archaischen Triebe setzt: Immer wird versucht, in der Dichotomisierung etwas zu spalten, was offensichtlich zusammengehört: die Unnatürlichkeit des Menschen und seine Naturgebundenheit, Gesellschaft und Mensch als eine untrennbare Einheit von Beginn an.

Die Natur aber erhält – schon aus den Metaphern ersichtlich – den Bezug zur warmen, gütigen Mutter. Ist die Berufung auf die Wissenschaft nötig, um die Autorität des Vaters anzurufen, so muß andererseits aber auch die »Mutter Natur« damit einverstanden sein. Wenn beide sich treffen, ist das Glück des Kindes perfekt. Sind sie – wie so oft – entzweit, dann schlägt man sich doch auf die Seite der wärmenden Mutter. Der Vater gerät dann ins Abseits.

Auf die »Mutter Natur« kann man sich viel problemloser berufen als auf den Vater, der das Gesetz verkörpert. Letzteres ist veränderlich, menschenbezogen. Die Mutter aber ist immer da, ewig gleich, das unabänderliche Prinzip des Lebens, dem man immer vertrauen kann. »Jedes normal geborene Kind kann sich zu einem vollkommenen Erwachsenen entwickeln, wenn das Kind nach der Geburt richtig ernährt wird«, schreiben Walb und Heintze (S. 17), die die Haysche Trennkost vertreten.

Ernährung ist im Zweifelsfall Sache der Mutter. Sie »weiß«, was gut ist für das Kind. Geht das Individuum eigene Wege in der Ernährung, dann betrügt es seine leibliche Mutter. Dies aber wird aufgewogen durch die »große Mutter«, der man nun letztlich das Sagen überläßt.

Genuß ohne Reue und ein neues Gefühl der Stärke

Es gibt kaum eine Eßbibel, in der nicht darauf hingewiesen wird, wie genußvoll das neue Essen ist, wenn man sich erst einmal daran gewöhnt hat. Nicht nur die positiven Konsequenzen der Umstellung auf die neue Kost werden beschrieben, sondern in Kontrast dazu werden die früheren Genüsse als Genußerleben abgewertet und in ihren schlechtesten Folgen beschrieben: Wie matt man sich jeweils nach der Weihnachtsgans gefühlt habe, wie träge und depressiv man nach jeder Mahlzeit geworden sei, welche Hautprobleme man bekommen habe und vor allem, wie man dauernd trotz Diäten zugenommen habe. Jetzt hingegen sei alles bestens: Man beginne seinen Tag mit einem Löffel Honig und zwei Äpfeln, und schon fühle man Energie einströmen. Die Geschmacksnerven regenerieren sich und werden wieder feinfühlig, das sexuelle Leben wird reicher. Das Wort »leicht« schwebt über allem: leichte Nahrung, Leichtigkeit in der Lebensbewältigung.

In einem »narzißtischen Zeitalter« sind vermutlich Bücher über die richtige Ernährung nur dann verkäuflich, wenn sie nicht allzu moralisch-schwergewichtig einherkommen. Das Richtige tun, aber darunter leiden: Das kann nie und nimmer das Richtige sein. Das Richtige erkennt man meist daran, daß es »Spaß macht«. Vor allem die Diamonds können gar nicht anders, als dies immer wieder zu betonen. »Wäre es nicht herrlich, mit Genuß essen zu können, sich immer satt zu fühlen, sich auf eine Mahlzeit zu freuen und – als das Wichtigste – immer ein vernünftiges Gewicht zu haben?« So beginnen sie ihr Buch. »Nicht einmal im Traum habe ich daran gedacht, jemals über ein derart beständiges hohes Energieniveau zu verfügen«, schreibt H. Diamond euphorisch.

Moeller schreibt in derselben Hochstimmung: »Essen ist die bedeutendste Droge« (S. 50) und illustriert dies folgendermaßen: »Wenn ich die gesammelten Wildpflanzen im Salat aß, fühlte ich innerhalb kurzer Zeit – etwa in zehn bis fünfzehn Minuten – eine eigenartig belebende, sozusagen straffende, tonisierende Wirkung« (S. 113).

»Ich will erotisch, stark und potent bleiben«, sagt auch Pilgrim (S. 59) und läßt seine Leser nicht im Zweifel darüber, daß ihm dies dank neuer Ernährung auch geglückt ist.

»Gemüse pur ist alles andere als Purismus«, meint Nöcker, die Vertreterin der Lichtkost. »Es läßt uns wach werden, wieder eigene Balance spüren angesichts pflanzlicher Formen und Strukturen. Gemüse pocht an die Sinne in der eigenen Küche. Anregungen werden ihnen gegeben ...« (S. 64).

Wenngleich oft nicht ganz von der Hand zu weisen ist, daß manchen Menschen auch das »sündige« Essen Spaß macht, so wird doch immer wieder betont, daß es sich dabei entweder um eingebildete Lust handelt oder zumindest die bösen Folgen hinterher den Spaß vergällen. Der Genuß im Verein mit der »Natur« ist qua subjektiver Evidenz ein objektiver Wegweiser durch die Gefährnisse des falschen Essens. Man kann aber immer wieder straucheln – ähnlich wie im 19. Jahrhundert bei der dubiosen Sexualität. Natürlich muß man essen, aber nur die richtigen Nahrungsmittel in der richtigen Zusammensetzung und in der richtigen Reihenfolge – so wie man jungen Mädchen früher Sexualität vermittelte: nur in der Ehe, und auch dort nicht allzu unmäßig. Diese Art des Genusses ist nichts Einfaches, Selbstverständliches mehr, sie ist zugleich Verpflichtung und Kriterium für das »Richtige«. Es gibt nunmehr »gutes« und »böses« Essen. Jeder ist selbst dafür verantwortlich, daß er sich nicht dem Genuß des Bösen hingibt. Wo Spaltungen vorherrschen, wird die Welt einfacher und entwirrbar: Das »gute« Essen, das soviel andere positive Dinge nach sich zieht, hat dabei eine wichtige Funktion.

Rettungsfantasien

In jedem Buch, das zur alternativen Ernährung anregt, wird mit großer Sicherheit behauptet, daß sich die Volksgesundheit durch eine veränderte Ernährung radikal verbessern würde. Es gibt fast keine Krankheit, die nicht als durch Ernährungsumstellung heilbar hingestellt wird. Besonders oft werden Krebs, Kreislauferkrankungen, Rheuma, Hautkrankheiten, Migräne, Diabetes und Magen-/Darmerkrankungen genannt. Aber auch AIDS und Alzheimer sind, manchen Empfehlungen zufolge, durch eine andersartige Ernährung entweder zu stoppen oder zu vermeiden. Sehr oft wird dabei einer der »Ernährungspäpste« der Rohkost erwähnt: Dr. Norman Walker, der 116 Jahre alt wurde und sich bis kurz vor seinem Tod bester Gesundheit erfreute. In vielen Eßbibeln werden eigene Gesundungsprozesse beschrieben. Besonders ausführlich geschieht dies bei Moeller, Diamond und Pilgrim. Burger erzählte sehr oft von den schmerzfreien Entbindungen seiner Frau, die, kurz nachdem sie selbst das Kind abgenabelt hatte, wieder zur Arbeit ging.

Die Hoffnungen, die sich an die richtige und gesunde Ernährung heften, scheinen riesengroß. Rettung durch die Nahrung, Langlebigkeit, fast könnte man meinen, Unsterblichkeit sei mit der Ernährung verknüpft. »How to be always well«, betitelte Hay (Trennkost) eines seiner ersten Bücher.

Die gesamte moderne Zivilisation mit ihren bekannten Problemzonen wird fast beschwörend zurückgeführt auf die falsche Ernährung. Rettung verheißt folglich die relativ einfach zu bewirkende Umstellung auf die alternative Ernährung.

Die Selbstverwirklichung über das Essen

Weder Gesundheit noch Genuß sind nur Selbstzweck. Sie stehen vielmehr im Dienste eines höheren Menschseins. Es ist der Genuß, der mit den tiefsten und wahren Bedürfnissen eines Menschen in Einklang steht. Dabei handelt es sich um Bedürfnisse, die »von der Natur« – also unumstößlich – vorgezeichnet sind.

Am ausgeprägtesten finden wir dies bei der Makrobiotik. »Die Makrobiotik ist eine Art zu denken. Abgeleitet daraus eine Art, zu handeln, zu leben, zu essen« (Grell, S. 7), und »die Makrobiotik ist eine praktische

Philosophie« (S. 16). Grell spricht am dezidiertesten aus, was in vielen anderen Ernährungslehren ebenfalls eine große Rolle spielt: »Wir wollen Ihnen helfen, das aus dem Weg zu räumen, was Sie an der Selbstverwirklichung hindert« (S. 7).

Moeller berichtet, daß seine Ernährungsweise »ganz im Einklang stand mit der taoistischen Auffassung der Wirklichkeit« (S. 44). Er findet in seiner neuen Ernährung auch ein starkes Moment »intellektueller Herausforderung, eine Auseinandersetzung, eine Selbsterprobung, eine Art Kampf« (S. 45).

M. Diamond berichtet von der Zeit nach ihrer Ernährungsumstellung: »Die Schatten der jahrelangen Depression begannen sich zu lichten ... (So) konnte ich bald erkennen, daß ich fähig sein würde, das von mir immer erträumte, produktive und erfüllte Leben zu führen« (S. 171).

»Der Geist wird lebendiger«, schreiben auch Walb und Heintze (S. 19).

Pilgrim, der sehr vehement gegen das Fleischessen kämpft, erklärt: »So ist die Verweigerung von Fleisch wie die Abstinenz von wasserzerstörenden Putzmitteln ein Anfang eines Weges, an dessen Ende ich mir den Menschen vorstelle im wiedergewonnenen Einklang mit dem Ganzen« (S. 99).

Einige Autoren sind sich ihrer Sache so sicher, daß sie dafür garantieren, daß sofort und augenblicklich neue Lust und ein neues Lebensgefühl entsteht. Der neue Mensch muß also nicht erkämpft werden. Bei anderen steht gleichsam das Erbe einer alten Moralauffassung noch im Wege: Der neue Mensch muß durch eine gewisse Mühsal erkämpft werden – es ist gleichsam der Reisbrei vor dem Schlaraffenland noch aufzuessen.

Es wird konzediert, daß alte Gewohnheiten in das neue, genußvolle und erfüllte Leben störend eingreifen können. Pseudofreude, Pseudobedürfnisse sind oft hinderlich. Der echte Genuß kommt nicht von selbst. Er muß errungen werden. Am klarsten spricht M. L. Moeller es aus: Die Gewohnheiten des alten Essens stehen für eine nicht gelöste Bindung an die Mutter. Gekochtes Essen (Moeller lebt nach der »instinktiven Ernährung«) bedeutet das Essen der Mutter. Die Wünsche nach Befriedigung durch die Mutter übertragen sich auf den Wunsch nach Gekochtem. Erst wenn ein Mensch frei ist von diesen Altbindungen, kann er sich dem befreienden Essen zuwenden und wird dadurch autonom. Das aber ist der Kern fast der gesamten modernen »Eßliteratur«: Nicht nur fit sein, gesund bleiben, Energie erhalten – nein, auch das Freiwerden von alten Zwängen und neurotischen Einengungen ist qua Ernährung möglich. Der authentische Mensch, der ganz bei sich selbst ist, der Beziehungen neu erlebt und sich nicht mehr einengen läßt, wird durch die neue Ernährung erreicht. Über diese psychologische Dimension hinaus aber gibt es noch eine weitere: Der Mensch wird durch das Essen auch zu einem Wesen, das Spirituelles wahrnehmen kann. Die Verbundenheit mit der Natur und das Erwachen einer höheren Sensibilität, die parapsychologische Dimensionen eröffnet: All dies kann man sich »er-essen«.

Hier werden alte und neue Philosophien vermischt. Die Steinersche anthroposophische Ernährung, die vor allem dazu dient, das »Geistwesen« des Menschen zu entwickeln, alte östliche Yin- und -Yang-Philosophie und moderne psychologische Erkenntnisse, wie man zum »wahren Selbst« kommt, stützen einander.

Hier zeigt sich am deutlichsten, daß das moderne Essen eine Verbindung zum modernen Sektenwesen eingegangen ist. Nach dem Verfall einer allgemeinen Diätetik zerfällt die Religion des Essens in viele Sekten, die alle davon überzeugt sind, zu einer sinnvolleren, reicheren, »richtigeren« Lebensgestaltung beizutragen.

Alle Ernährungskonzepte haben die Ganzheitlichkeit auf ihre Fahne geschrieben: Körper und Geist werden durch die richtige Ernährung verbunden. Tatsächlich geschieht aber das, was mit allen Konzepten passiert, die den Menschen in eine »wahre« und in eine »falsche« Realität zerlegen: Sie fördern genau diejenige Trennung von Körper und Geist, Mensch und Gesellschaft, die sie bekämpfen wollen.

Die Moral

Die alternative Ernährung wird in unterschiedlicher, aber meist recht deutlicher Form mit Moralvorstellungen verbunden. Es gibt zum einen die moralische Verantwortung gegenüber dem eigenen Körper. Die Hervorhebung der Gesundheit, der neuen Energie und der kreativen Lebensgestaltung spielen dabei eine besondere Rolle. Andererseits – und das ist meist noch sehr viel wichtiger – wird die moralische Verantwortung gegenüber der Welt betont. Dies betrifft vor allem das Fleischessen. Mitleid mit der Kreatur steht an zentraler Stelle, in moderneren Büchern wird auch die ökologische Bedeutung des Vegetarismus hervorgehoben. Pilgrim, der eigentlich alle Übel der Welt dem Fleischessen anlastet, holt mit seiner Argumentation besonders weit aus: Die hierarchisch organisierte patriarchalische Gesellschaft, das Morden in Kriegen und in Auschwitz sowie der lieblose Umgang der Menschen untereinander werden aufgeführt. »Aus Mordzeit werde Mahlzeit«, fordert er kategorisch (S. 134). Auch Kaplan (»Leichenschmaus« nennt er sein Plädoyer gegen Fleischesser) wird sehr streng, wenn es um das Fleischessen geht. Verschwendung von Nahrungsressourcen, Umweltzerstörung und vor allem der Verstoß gegen das Gleichheitsprinzip aller Arten sind für ihn die wichtigsten Argumente. Sie werden in der einen oder anderen Art von allen vegetarischen Ernährungsbüchern wiederholt. Aber auch Trennkostanhänger (wie bei Walb und Heintze) werden mit moralischen Argumenten versorgt. »Jeder Mann und jede Frau, die ohne eigene gute körperliche Grundlagen eine Familie zu gründen versuchen, fördern nicht die Entwicklung der nächsten Generation ...« (S. 14). »So ist das heranwachsende Kind schon mit 2 Jahren völlig übersäuert« (S. 17). Das moralische Versagen des Durchschnittsessers wird auf vielen Ebenen konstatiert. Das Versäumnis, für die eigene Gesundheit und die nächste Generation zu sorgen, und Verantwortungslosigkeit gegenüber der gesamten Welt fallen zusammen und bieten das Bild eines nur auf sich selbst fixierten Narzißten, dem die »Nach mir die Sintflut«-Maxime selbstverständlich ist.

Ein Fazit

Die Möglichkeit der täglichen Überschreitung von Sättigungsgrenzen in der westlichen Überflußgesellschaft, der Wegfall traditioneller Werte sowie die Pathologisierung der Korpulenz (sie wird nun nicht nur ein medizinisches, sondern auch ein psychologisches Problem!) bringen es mit sich, daß das Essen sich in der geschilderten Art als Ideologie und Erlösungsidee manifestieren kann. Den unterschiedlichen Ideologieangeboten des 20. Jahrhunderts gesellen sich neue hinzu: solche, die sich um das Essen drehen. Wie bei ideologischen Tendenzen üblich, tragen sie ein großes Problematisierungspotential in sich. Dieses wiederum schlägt in oft sehr kämpferisch ausgetragene Diskurse um, wobei das Ziel so gut wie aller alternativen Ernährungslehren, den ganzen Menschen zu erfassen und zu retten, zwar immer wieder betont, allerdings in oft merkwürdig widersprüchlicher Weise angestrebt wird.

Das Essen als der zentrale Punkt vieler Alternativesser ist nämlich nicht »einer unter anderen«, sondern Angelpunkt der gesamten Selbstwerdung. Das Problem der ganzheitlichen Rettung des einzelnen sowie der Gesellschaft (besonders ausgeprägt bei Pilgrim) wird als technisch machbar gesehen. Diese Reduktion einer vielschichtigen Problematik, so wohltuend und beruhigend sie für den einzelnen sein mag, enthält auf eine fatale Weise wiederum all diejenigen Elemente, die man in den Kreisen der Alternativesser bekämpft: ein einseitiges Kausalitätsdenken, das darauf abzielt, durch eine bestimmte Technologie (des Essens) Abhilfe für alle Übel dieser Welt zu schaffen. Daß und wie diese Botschaft bei sehr vielen »gläubigen« alternativen Essern auch ankommt, soll im nächsten Abschnitt dargestellt werden.

Essen als Weltanschauung: Alternativesser leben anders.
Eine empirische Studie

In einer kleinen empirischen Pilotstudie haben wir 17 jüngere Menschen (10 Männer, 7 Frauen), die sich alternativ ernähren, interviewt und sie gefragt, welche Motive sie hatten, ihre Ernährung umzustellen, welche Bedeutung ihre Art der Ernährung für sie hat, in welchen Kreisen sie sich bewegen und wie ihre Ernährung in früheren Zeiten ausgesehen hat.

Wir wollten wissen, in welcher Weise die oben analysierte Literatur zur alternativen Ernährung sie beeinflußt hat und welche der für die jeweiligen Autoren wichtigen Maximen sie teilen. Darüber hinaus interessierte uns aber auch die ganz persönliche Bedeutung, die sie der Ernährung beimessen, die Entstehung ihrer Motive und die Art und Weise, in der sie das neue Essen erleben.

Die folgenden Überlegungen und Zitate stammen alle aus diesen Interviews.

Abweichung als Stabilisierung

Sehr viele alternative Esser geben an, daß sie schon sehr früh Probleme mit dem Essen hatten. Sie waren oft mäkelige Esser, wollten nur auswärts essen. Eine Frau berichtet gar, daß sie als Dreijährige ein Jahr lang künstlich ernährt werden mußte. Viele ekelten sich vor bestimmten Speisen, vor allem vor Fleisch. In der Pubertät waren viele auch im engeren Sinne eßgestört, vor allem magersüchtig. Von wenigen Ausnahmen abgesehen, sind die meisten der von uns befragten Alternativesser nunmehr nicht mehr als eßgestört im Sinne eines Diagnoseschlüssels (ICD oder DSM) einzustufen. Fast alle aber sehen im Essen sehr viel mehr als nur eine mehr oder weniger angenehme Art und Weise, sich zu ernähren. Etwa zwei Drittel der Befragten geben dezidiert an, daß ihre abweichende Ernährung sich auf ihr ganzes Leben auswirke, daß sie sich sehr viel mit dem Essen beschäftigten und daß sie ihr Eßverhalten auch im Zusammenhang mit irgendeiner besonderen philosophisch-weltanschaulichen Lebensform begriffen.

Diese große und weitreichende Bedeutung, die von den Alternativessern der Ernährung beigemessen wird, erinnert in manchem an die

Bedeutung des Essens für Eßgestörte. Auch für sie ist das Essen von großer und weitreichender Problematik – einer Problematik, die,wie Spezialisten immer wieder behaupten, etwas mit ihrer schwankenden Identität zu tun hat. Identität soll bei den Eßgestörten über das Essen gefestigt werden – wenngleich sie oft destruktive und für den gesunden Menschenverstand unsinnige Strategien dazu wählen. Alternativesser, so könnte man mutmaßen, versuchen Ähnliches, obwohl es sich um Strategien handelt, die sehr viel ungefährlicher sind. Sie stützen schwankende Identität auf konstruktivere Art ohne die bei Eßstörungen dominierenden Schuldgefühle.

Welche Faktoren spielen dabei eine Rolle?

Familie und Freunde

»Am Anfang war es nur Rebellion«, so beschreibt eine Interviewerin ihre Interviewpartnerin. »Ich wollte meine Willensstärke beweisen und mich gegen meine Eltern auflehnen« (Eva). Bei vielen stand die Verweigerung des gemeinsamen Essens in der Ursprungsfamilie am Beginn ihrer abweichenden Ernährung. Aus dem bisher nur mäkeligen Sohn (Tochter) wird nun oft einer (eine), der (die) bestimmte Nahrungsmittel verweigert: Meist ist es das Fleisch, oft sind es ganz allgemein fette Speisen. Dies ergibt dann oft Kampfstimmungen: »... als ich dann streng veganistisch (= kein Fleisch, keine Eier, keine Milchprodukte) wurde, da war es mit dem Verständnis meiner Mutter schon schwieriger und da mußte ich stur sein« (Willi). Die vergeblichen Versuche der Mütter, die Kinder »zur Vernunft« zu bringen, werden mit einem gewissen hämischen Vergnügen geschildert. »Das war mit einigen Schwierigkeiten verbunden, ich hab' dann überhaupt nichts mehr zu mir genommen« (Gesine). Die Ablösung vom Elternhaus wird (auch) über das Essen geleistet. Manche unserer Gesprächspartner erzählen voll Stolz, daß es ihnen gelungen ist, die Ernährung daheim zu verändern und daß nun Geschwister oder sogar Eltern ebenfalls Makrobioten oder Vegetarier geworden sind. Dies kann sich sogar auf das Weiterleben nach dem Tod beziehen. »Meine Mutter ist nun nicht mehr in diesem Leben, und ich hoffe, daß sie im nächsten Leben denn die Fortschritte nutzen kann, weitermachen kann ... In der Familie meiner Schwester ist es so, daß wir kollidiert sind – aber die eine Schwester ist schon fast Vegetarierin geworden« (Karl). »Meine Mutter stellt jetzt ihre Ernährungsweise immer für ein paar Tage um (wenn Gesine zu Besuch ist): Sie backen daheim jetzt auch ihr Brot selber und haben eine Getreidemühle gekauft.« Und Eva erzählt: »Meine Eltern haben auch ihr Eßverhalten umgestellt.«

Offenbar aber ist die Abgrenzung von den anderen über die Pubertät hinaus sehr oft noch ein Thema. Das andersartige Essen wird recht dezidiert als ein wichtiges Merkmal der Persönlichkeit angesehen, auch wenn man sich dabei oft hart abgrenzen muß. Man macht meist keine Kompromisse, auch dann nicht, wenn man dadurch Freunde verliert. Bei Parties nimmt man sich einen Sack mit Nüssen mit, Einladungen werden abgelehnt, das gemeinsame Biertrinken nach dem Sport wird vermieden. »Mein Bekanntenkreis hat sich vor etlichen Jahren daran gewöhnt, mich als armen Irren anzusehen, und sich weitgehend von mir zurückgezogen« (Jochen). »In der ersten Phase war ich ganz alleine« (Walter). Rolf erzählt: »Bei mir war das so, daß ich mit diesem Seminar einen großen Bruch hatte, weil alle die Leute, die ich kannte im Studium ... zu denen habe ich auf diesem Gebiet keinen Zugang gefunden, und andere Leute habe ich in diesem Studium auch nicht gefunden. Ich war in einer bestimmten Weise sehr isoliert.«

Man findet aber sehr oft neue Freunde mit ähnlichen Gewohnheiten – und das gibt der alternativen Ernährung dann sehr oft einen zusätzlichen Reiz: »Da haben sie mich eingeladen, und dann haben sie mir das Kochen beigebracht, und das war ein sehr schönes Erlebnis« (Peter). »Da gab's wirklich so eine Zeit, wo wir gedacht haben, es gibt nur Vegetarier auf der Welt. Und die Argumente wurden dadurch schon immer als stichhaltig anerkannt«, erzählt Willi einigermaßen selbstkritisch, weil er jetzt auch wieder Zugang zu anderen Menschen gefunden hat. »Ich lebe mit einer Frau zusammen, da bestärken wir uns so gegenseitig« (Eva). »Man hat so intensivere Kontakte zu bestimmten Leuten, weil man überlegt sich dann wirklich abends, je nachdem, wen möchtest du besuchen ... Da wählst du dann schon ganz anders aus ... Wenn ich dann Hunger auf ein Stück Kuchen hätte, dann suche ich mir denn auch Leute aus, wo ich weiß, die haben jetzt auch wirklich einen vollwertigen Birnenkuchen auf dem Tisch« (Gesine). Und voll Stolz werden auch Missionierungen bekanntgegeben. »Ich hab' schon Leute beeinflußt, da hat sich was getan in meinem Freundeskreis« (Ruth). Gesine, die ihre Ernährungsweise besonders vehement vertritt, erzählt von Kochbüchern, die sie haufenweise verschenke, und von privaten Beratungen.

Es finden sich Wohngemeinschaften zusammen, die nur vegetarisch kochen. Viele der alternativen Esser geben an, daß sie die Geselligkeit mit gleichgesinnten Kochenden als etwas sehr Schönes empfinden, und daß sie solche Gelegenheiten oft aufsuchen. »Ich koche unheimlich gerne mit Leuten zusammen, meine besten Freundinnen ernähren sich alle vegetarisch« (Trude). Ein Mann in den mittleren Jahren hat auf Ernährungsberatung umgeschult (er vertritt die Trennkost) und auf diese Weise nicht nur eine neue Existenzgrundlage, sondern auch viele neue Freunde gefunden.

Bei manchen wird die Ernährungsweise angeblich zum Grund der Distanzierung von anderen, so zum Beispiel bei einem jungen Mann, der meint, deswegen keine Freundin finden zu können: »Dadurch, daß ich keine Weggefährten hatte, dadurch war es natürlich auch wieder ... Das war der Sinn der Übung ..., daß ich mich aus meinem alten Trott befreit habe« (Kurt).

Ähnlich distanziert wirkt die Erzählung eines über 60jährigen, der seine sehr karge Reis-Gemüse-Kost mit seiner Vereinsamung in Zusammenhang bringt. Natürlich kann man bezweifeln, daß wirklich die Ernährung der Grund solcher Distanzierung von anderen Menschen ist – wichtig erscheint, daß sie als ein solcher Grund angegeben wird, daß also ihre Bedeutung im Selbstbild der Interviewten offenbar sehr präsent ist. Essen als Abgrenzung, Essen als Identifikationsmöglichkeit mit einer Gruppe – das alles ist bei den alternativen Essern sehr ausgeprägt, als ein Problem durchaus bewußt und im Interview recht gut ansprechbar.

Die Abwertung der »Normalen«

Wenn man sich mit einer Gruppe identifiziert, dann liegt es nahe, die »Gegengruppe« abzuwerten und die eigenen früheren Eßgewohnheiten zu verteufeln. Dies stabilisiert die eigene Unsicherheit. Die »Gegengruppe« sind die Normalesser. An der Wortwahl ist dies oft besser zu konstatieren als an den meist allzu brav geäußerten Einstellungen von Toleranz (»Jeder kann machen, was er will«).

Diese Abgrenzung gegen die Normalesser, die oft recht kämpferische Formen annimmt, erinnert in gewisser Weise an die verzweifelten Abgrenzungsversuche der Anorektikerinnen – Abgrenzung von der Familie, den früheren Freunden, aber auch von der eigenen früheren Person.

Da werden die früheren Eßgewohnheiten sehr oft ziemlich drastisch beschrieben, ganz wie Konvertiten die »Zeit davor« beschreiben. »Alles wird gemischt, du bist hinterher platt, einfach nur müde, nicht mehr aufnahmefähig und völlig damit – oder der Körper damit beschäftigt, zu verdauen« (Monika). »Ich habe 85 kg gewogen und war unheimlich anfällig für Grippe und so weiter« (Peter). »Ich hatte die üblichen Probleme: Völlegefühl, Blähungen, Übelkeit ... Das braucht man, glaube ich, nicht weiter auszuführen« (Kurt). Eine »Eßunkultur« nennt Kurt daher auch seine frühere Ernährungsweise.

Normale Esser »stopfen« meist das Essen in sich hinein, ebenso wie normale Ärzte ihre Patienten immerfort mit Medikamenten »vollstopfen«. (Dieselben Ärzte »jagen« auch immerfort Spritzen rein.) »Diese Fast-food-Ernährung, ne, die viele da nun jeden Tag in sich reinstopfen, da kann man eben auch mal so'n Hamburger runterschlingen oder irgend etwas anderes« (Gesine). »Die Leute denken nicht darüber nach, was sie sich selbst antun oder was sie in sich hineinstopfen« (Gesine). Auch bei Eva ist die normale Ernährung mit »Vollstopfen« gekoppelt, allerdings kennt sie dies auch bei sich selbst, wenn sie mal bei Familienfesten Ausnahmen macht: »Und es gibt dann diverse Gelegenheiten, wo ich es mir dann erlaube, mich einfach total vollzustopfen. Das waren dann Familienfeste« (Eva).

Auch wird das Essen derjenigen, die sich nicht alternativ ernähren, sehr häufig als unablässiges Dosenöffnen angesehen (vorzugsweise solcher Dosen, die schon jahrelang im Schrank stehen und die selbstverständlich in billigen Supermarktläden eingekauft wurden). »Dann pack' ich mir den Einkaufskorb voller Dosen und hab' dann für zwei Wochen meinen Vorrat und brauch' mich nicht zu kümmern«, höhnt Gesine, wenn sie die Normalesser beschreibt.

Auch Döners und Currywürste mit Pommes Frites scheinen zum täglichen Repertoire der »Normalen« zu gehören. »Also wenn man heutzutage sich normal ernährt, weiß nicht, um es kraß zu sagen: seine Currywurst jeden Tag ißt ...«

Bestimmte »normale« Nahrungsmittel werden ebenfalls abwertend betrachtet. Weißer Reis wird von einem Extremisten (Jochen) als »dieses weiße Gift« bezeichnet, denn natürlich ißt er nur ungeschälten Reis. Das übliche Essen beschreibt er als »dieses Giftgebräu, das die deutsche Hausfrau auf den Tisch bringt«.

Als ganz besonders abstoßend werden Fleischesser (bzw. wird das Fleischessen) empfunden. »Weil ich immer das Gefühl hätte, daß ich Leichen in mich hineinstopfe, Leichen, Leichenteile. Man denkt anders, wenn man sich mit Leichenteilen vollgestopft hat, mit tierischen Leichenteilen« (Jochen). Bei dieser Art von Aussprüchen steht offensichtlich das Buch von Pilgrim Pate, das aber wiederum auf einer alten Tradition beruht: der Aufteilung der europäischen Eßkulturen in einen mediterranen, d. h. leichten, gesunden, meist vegetarischen, Teil und in einen nordisch-schweren, ungesunden Teil, der schwer im Magen liegt und keinerlei Spiritualität hervorbringt (siehe S. 9ff).

Der moralischen Verurteilung folgt auch eine physiologische. »Wenn man Nudeln mit Fleisch ißt, dann entstehen im Körper noch ganz andere Verbindungen, also an die Zehntausende von unnatürlichen Verbindungen, die der Körper überhaupt nicht aufschließen kann« (Kurt). Derselbe Extremist (Rohkostesser), der sich vor allem von Obst ernährt, meint sogar: »Gemüse ist einfach für den menschlichen Organismus Nahrung zweiter Klasse.«

Eigene Erfahrungen mit »Sündenfällen« werden oft dramatisch geschildert: »Da fing ich erstmal wieder mit Kochen an, und so merkte ich aber sehr rasch, daß es mir danach unheimlich schlecht ging, und habe das dann mehr oder weniger aus einer selbsterfahrenen Methode gemerkt ...« (Kurt). »Und denn hab' ich auch mal Fleisch gegessen und zwischendurch mal so deftigeres, und dann merk' ich so, wie es entspannt, aber es macht auch träge« (Lisa). »Wenn ich eine Sahnetorte esse, dann kannst du mich wirklich einen Tag lang vergessen« (Peter). »Also wenn ich jetzt Weihnachten eine Weihnachtsgans essen würde, würde ich zwei Wochen darniederliegen« (Kurt).

Normalesser »dröhnen« sich voll mit fettem Essen und sind überhaupt Gegenstand von Mitleid oder – im schlimmsten Fall – Abscheu. »Mir tun die Leute leid, die darauf angewiesen sind ... Die Leute, die soviel Nervenstreß haben und die sich dann wirklich tütenweise da mit Süßigkeiten befriedigen müssen« (Gesine). »Also Leute, die halt alles essen und so, na ja, die sind halt krank, die sind selber schuld.« »Ich würde ihnen (den Normalessern) empfehlen, mit der Scheiße aufzuhören und zwar so schnell wie möglich. Weil sie sich damit mit tödlicher Sicherheit vergiften und ihr ganzes Leben ruinieren« (Jochen).

Daß die meisten »Normalesser« an schlimmen Zivilisationskrankheiten leiden, scheint den Alternativen gesichert. »Scheinbar hat man weniger Probleme mit Gicht und hat scheinbar auch weniger Probleme mit Alzheimer«, meint Jakob. Der 66jährige Jochen behauptet sogar, daß in seinem Alter alle Normalesser Pflegefälle seien. »Die Krankenhäuser sind voll mit Leuten, die ernährungsbedingte Krankheiten haben« (Gesine).

Manchmal kann man sich des Eindrucks nicht erwehren, daß das Essen von manchen paranoid »aufgeladen« wird – die Kehrseite davon sind die Rettungsfantasien qua Essen.

Manche der Extremisten zeigen in ganz besonders krasser Form, welche sehr grundsätzliche symbolische Bedeutung das Essen für sie hat. Es wird letztlich als »Schmutz« identifiziert. Vor diesem »Schmutz« bewahrt nur die – jeweils eigene – alternative Ernährung. »Durch die Müllfernhaltung will ich dem Körper Gelegenheit geben, sich selbst zu reinigen« (Karl), ist eine der dafür typischen Aussagen. »Das, was in dich hineingeht, das kann dich nicht verschmutzen, aber das, was aus dir herauskommt, das kann dich verschmutzen, das hat Jesus mal dem Thomas erzählt, einem seiner Jünger. Was aus einem herauskommt, ist verschmutzt« (Peter). »Ja, weil der Körper einfach nicht damit beschäftigt ist, irgendwelchen Mansch zu verdauen, den er vor kurzem in sich hineingewürgt bekommen hat ...«(Monika).

Hier erinnert man sich sehr deutlich an die grausige Faszination der Diamonds durch die Verdauung: der Versuch, diese durch eine »leichte« Ernährung zu »verschönen«, wird von einigen Extremisten aufgenommen und verarbeitet. Psychoanalytiker könnten hier sehr leicht die Abwehr der analen Schmutzlust qua Ernährungslehre, die »Sauberkeit« verspricht, entdecken. Dieser Vorstellung zufolge ist das übermäßige Befassen mit dem »Schmutzigen« – wenn auch verpackt in Abscheu und Ekel – auf dem Boden einer geheimen Faszination durch ebendieses »Schmutzige« zu verstehen. Verbunden damit ist oft eine massive Abwertung aller Personen, die »schmutzig« sind.

Bei soviel Unverständnis der »Normalesser« (also derjenigen, die »diesen Schrott fressen« [Kurt]) gegenüber den Heilslehren der Ernährung, verwundert es nicht, wenn die Extremisten diese Schrottfresser auch noch auf vielen anderen Gebieten verunglimpfen und recht eindeutige Überzeugungen äußern: »Daß man relativ deutlich zwischen Schweinefleisch und Aggressivitätsverhalten von Menschen Verbindungen herstellen kann« (Kurt). Man habe es bei den Normalessern mit »verbiesterten Menschen« zu tun, und natürlich seien sie, gerade was den Fleischverzehr anbelangt, »unreflektiert« (Jakob). Auch Willi bestätigt »Unverständnis«: Peter hebt das Problem mit den Normalessern ins Allgemeine: »Die (Normalesser) reden auch viel über Materialismus; und das ist das Thema irgendwie: daß die Leute, die Fleisch und Zucker essen, eine sehr extreme Auseinandersetzung haben mit sich und dem Materialismus. Das heißt: Ihr Lebensziel ist es, etwas zu besitzen, und sie identifizieren sich leichter mit dem Besitz als jemand, der natürlicher lebt.« Kein Wunder, daß Jakob von sich sagt, daß er zwar »Fehltritte« kenne, aber restlos von sich überzeugt sei: »Ich bin ja doch irgendwie besser als die anderen.« Hier läßt sich ein gewisser frömmlerisch-pietistischer Beigeschmack mit einer Portion Selbstgerechtigkeit nicht verleugnen. All dies steht in klarem Gegensatz zum eindeutig gestiegenen Ernährungsbewußtsein der Gesamtbevölkerung, die ja sogar auffallend viel über gesunde Ernährung weiß und sich in oft schon fast hypochondrisch zu nennende Besorgnis um Ernährung und Gewicht kümmert (s. S. 73ff).

Die vielfältigen Projektionen auf diese »verbiesterten« und »materialistischen Leichenfresser« zeigen auf, welch schwierige innere Prozesse es sind, die hier qua Ernährung bewältigt werden müssen. Allerdings ist – dies sollte nicht vergessen werden – die Argumentation dem »Normalesser« nicht unvertraut. Je nach Erfahrung wird er manchem durchaus zustimmen – mit schlechtem Gewissen vielleicht oder mit Langeweile, weil er die Argumente schon von einer Reihe von Bekannten vorgehalten bekam. Die Extremisten aber treiben den Diskurs auf die Spitze.

Der Körper als Objekt der Fürsorge

Vor allem diejenigen alternativen Esser, die man als ehemals eßgestört und heute »am Rande« der Eßstörung stehend bezeichnen kann, sprechen oft in ungewöhnlicher Weise über ihren Körper. Es fällt ein sehr besorgtes und sozusagen »intimes«, wenngleich auch wiederum entäußerlichtes Verhältnis zum Körper auf, wie wir es von hypochondrischen Patienten kennen.

Den Beteuerungen, daß man immer alles ganzheitlich zu sehen habe, zum Trotz wird der Körper wie ein Objekt »von außen« betrachtet. Vor allem der Magen-Darm-Bereich wird als etwas Bedrohliches angesehen, eine Instanz, die jederzeit »zuschlagen« kann und sich »rächt«, wenn die Ernährung nicht richtig gewählt ist. »Ich werde von meinem Körper, sobald ich Ernährungssünden begehe, bestraft« (Kurt).

Aber der Körper kann auch ein Liebesobjekt sein: Wichtig ist, »daß man sich die natürliche Liebe zum eigenen Körper (erhält)« (Kurt). Auch Bewunderung wird geäußert: »Der Körper ist genial, er versucht ständig, sich zu reinigen« (Peter).

Diese Objektivierung des Körpers (die ja das Gegenteil von der postulierten Einheit des körperlich-seelischen Erlebens darstellt) führt auch zu einem (meist behutsamen) »Umgang« mit dem Körper, der aber gerade darum wieder als ein »Gegenüber« betrachtet wird. »Ich kann mit meinem Korpus noch alles mögliche anstellen« (Jochen). »Es ist wichtig, daß man ihn (den Körper) irgendwie benutzt« (Trude). Berichte von früheren Zeiten oder von Normalessern werden sehr oft als Verstöße gegen den Körper und seine Organe gewertet: »Ich habe die Mülldeponien in meinem Körper weiterhin angereichert ... Ich habe die Selbstreinigung des Körpers verdrängt« (Karl). Der Körper habe »gewisse Richtlinien, die man zu respektieren hat« (Kurt), und bei gutem Essen gerate der Körper »in eine bestimmte Schwingungsbereitschaft« (Rolf).

Einzelne Organe werden gerne herausgehoben: »Die Kauorgane und die Verdauungsorgane sind dann ausgeruht« (Karl). »Der Magen stellt sich um, die Geschmacksnerven stellen sich um« (Gesine).

Die dauernde Beobachtung des Körpers und einzelner Organe führt zu sehr differenzierten Aussagen über körperliche Prozesse. Diese sind ebenfalls so angelegt, als wäre es nicht ein selbstverständliches Eigengeschehen, was die Ganzheitlichkeit ja hervorbringen müßte. Diese postulierte Ganzheitlichkeit wird – im Gegenteil – eher durch Differenzierungen auseinandergerissen: »Dann reagiert der Körper mit entsprechendem Sodbrennen und Völlegefühlen. Der Körper ist (bei Gemischtkost) völlig damit beschäftigt, den ganzen Krempel zu verdauen« (Monika). Da kann schon ein Schluck kalten Mineralwassers schädlich sein und in die Dimension des Abenteuers geraten. »Wenn ich kalte Sachen esse, dann muß der Magen einfach unheimlich viel in Bewegung setzen, um das zu wärmen, und (bei warmen Speisen) da braucht der Körper sich nicht so anzustrengen« (Lisa). Dieselbe Frau empfindet ihre frühere Bauchspeicheldrüsenentzündung als ein »Feuer im Körper«. Manche Spekulationen über den Körper muten merkwürdig an, sind aber wohl mit dem objektivierenden Verhältnis zum eigenen Körper im Zusammenhang zu sehen: »Gedanken sind in der Lage, die Blutqualität zu verändern ... Aber wenn man lange genug anders ißt, kann man die Erbanlagen verändern« (Peter). »Der Bauch lädt sich mit Energie auf« (Walter). »Der Schnupfen ist eine Reaktion des Körpers, der versucht, Schadstoffe auszuscheiden« (Kurt).

Da am Anfang der Ernährungsumstellung sehr oft eine Krankheit steht, ist die Angst vor der erneuten »Rache« des Körpers groß. Es wird daher besonders oft der Zusammenhang von Körper, Ernährung und Krankheit angesprochen. Ärzte werden selten konsultiert. Statt dessen geht man sehr viel öfter zu Homöopathen und Heilpraktikern aller Schulen. Medikamente, die der normale Arzt verschreibt, werden gleichgesetzt mit Gift. Daß Ärzte »vergiften und verstümmeln« (Spaink 1994), scheint für die meisten klar. Eine Gesprächspartnerin hat solche Angst vor Ärzten, daß sie wegen ihrer Vorstellung, sie dürfe sich nur von bestimmten gekochten und warmen Speisen ernähren, auf sehr viele Annehmlichkeiten des Lebens – etwa Urlaub, Gänge in die Stadt u. ä. – verzichtet, weil sie der festen Meinung ist, nur auf diese Weise von einem Magenleiden verschont zu bleiben und sich den Arztbesuch zu ersparen.

Karl spricht sicher vielen aus dem Herzen, wenn er seinen Körper – nunmehr schon ganz abgehoben vom Eigenerleben – in Beziehung zur Ernährung mit einem Gefäß vergleicht: »Es ist besser, ein Gefäß nicht ganz zu füllen, als es zu halten zu versuchen, wenn es überläuft. Also, ich versuche es jetzt nicht überlaufen zu lassen und lasse es lieber halbvoll.«

Weltanschaung und Wertekosmos

Obwohl sich die Eßformen alternativer Esser deutlich voneinander unterscheiden, sind ihre Wertvorstellungen doch in gewissem Sinn sehr einheitlich. Sie spiegeln ein heutzutage im »Selbstverwirklichungsmilieu« (Schulze 1993) gängiges Weltbild wider. Dieses setzt sich zusammen aus einer ökologisch bewußten Haltung gegenüber der Ernährungskette (ökologische Gründe werden bei der Ablehnung von Fleisch sehr oft als sehr wichtig angesehen), einer Hinwendung zu allem Lebendigen (auch wiederum besonders ausgeprägt bei denen, die Fleisch vehement ablehnen) und einer sehr großen Hingabe an alles, was mit »Natur« oder »natürlich« bezeichnet wird.

In diesem Zusammenhang werden viele zivilisatorische Errungenschaften abgelehnt: Technik im allgemeinen, aber eben auch die vielerlei »Vergiftungen«, die Viehtransporte mit den bekanntgewordenen Verunreinigungen des Tierfleisches etc. Diesen auch von den meisten Normalessern abgelehnten Errungenschaften der Moderne wird besondere Abneigung entgegengebracht. Dagegen gesetzt werden Vorstellungen (oft mit asiatischen Philosophieelementen vermischt) von Harmonie, Frieden zwischen Mensch und Natur und natürlichem Leben.

Zivilisationskritik beherrscht die meisten Interviews: »Die ganze Hektik dieser Zeit und der ganze Schmutz und die Ignoranz gegenüber jeglichem Leben ...« (Ruth). Ein »abgrundtiefes Mißtrauen gegenüber dem westlichen Rationalismus« beherrscht auch einen älteren Ostasienkenner. »Ich bin wahrscheinlich für die Lebensart hier verdorben worden« (Jochen). »Die Fähigkeit, individualistisch zu denken, ist genauso verlorengegangen wie 'ne abwechslungsreiche Ernährungsweise« (Peter).

Wie aber wird dieser von Technik und Unmenschlichkeit durchzogenen Gesellschaft begegnet? Die einfachste Formel (vor allem der einfachen Vegetarier) lautet etwa: »Meine Zielvorstellung ist eigentlich, daß ich gegen Tiertransporte bin, und das ist der Hauptgrund eigentlich. Also auch bei Körperpflege, Kosmetika ..., daß ich da auch bewußt mich einschränke wegen Tierversuchen« (Ruth). Sehr eindrucksvoll formuliert es auch Trude: »Ich ess' nichts, was ein, irgendwie ein Gesicht hat.«

Neben dem Ekel und einem allgemeinen Mitleid mit Tieren ist öfter auch philosophisch-politisches Gedankengut vorhanden, z. B, »daß ich mit allen, zumindest Tieren, aber wahrscheinlich auch Pflanzen eng verwandt bin« (Jochen). Ein ehemaliger Punkmusiker, Jakob, hat Konzerte mitgemacht zur »Tier-Befreiungsfront«.

Sehr viele Alternativesser sind auch ökologisch orientiert. Keine Plastikbecher, keine verpackten Spültücher, alles vom Bioland-Bauern kaufen – das ist z. B. Gesines Beitrag, die aus ökologischen Gründen Fahrrad fährt, wann immer dies möglich ist. Politische und ökologische Aspekte sind eng vermischt: »Das Fleischessen ist ein Wohlstand, der nicht sein müßte, der ist nicht zeitgemäß, wenn du dir ansiehst, wie in Afrika (möglicherweise meint sie Amerika?) Weizen hochgezogen wird, sehr billig und so, und der nicht die Bevölkerung erreicht, sondern so an Tiere verfüttert wird.«

Auch die Friedensbewegung wird thematisiert. Ebenso werden feministische Töne laut, diese allerdings auch bezogen auf eher tranzendentale Faktoren. »Ich glaube halt nicht an männliche Götter«, heißt es dann zum Beispiel (Lisa).

Bei sehr vielen Extremisten werden Elemente asiatischer Philosophie und Lebenseinstellung sichtbar. Dies alles ergibt oft eine Hinwendung zu den üblichen esoterischen Praktiken. Rolf, ein Makrobiotiker, hat sich schon sehr tief eingelassen in diese Philosophie: »Makrobiotik ist aber genaugenommen eine Philosophie, die das ganze Leben umfaßt. Das beruht auf taoistischen Gedanken, also dem Begriffspaar Yin und Yang.« »Da bin ich im Prinzip so 'n bißchen mit der Theorie beschäftigt, daß es im Körper ja Energiezentren gibt ... die sieben Chakren, ich weiß nicht, ob du davon schon mal gehört hast« (Monika). Dieselbe Befragte hat ein Knieleiden und ist davon überzeugt, daß es hier einen »Energiestau« gibt, den sie durch ihre Ernährung loswerden muß: »Wenn die Energie im Prinzip wieder frei fließen kann ...« Kurt, der die meditative Sicht des Essens vertritt (beim Essen keine Zeitung, kein Radio, kein Fernsehen etc.), nennt sich und seine Weltanschauung »im besten Sinne esoterisch, also nach innen gewandt«. Zusammen mit der Abwendung von herkömmlichen wissenschaftlichen Betrachtungen der Ernährung werden teils in der alternativen Ernährungsliteratur dargestellte, teils selbst zusammengestellte Philosopheme über die Ernährung berichtet. »Daß die Karotte z. B. die Verwirklichung bestimmter Energiemuster ist. Meine Hypothese dabei ist, daß Nahrungsmittel umgewandelte verfestigte Lichtenergien darstellen, daß ... bestimmte Schwingungsverhältnisse gespeichert werden, die dann auch wieder abgegeben werden« (Rolf). Dies wird dem »Menschenbild der Medizin, wo der Mensch vor allem als Maschine gesehen wird« (Rolf), entgegengesetzt. Tai-chi, Karate und Akupunktur sind bevorzugte Möglichkeiten, sich gesund und geistig lebendig zu halten: »Die makrobiotischen Ernährungsgrundlagen und die Grundlagen, nach denen traditionell akupunktiert wird, die sind identisch« (Rolf). Rolf möchte sich gar »bis zur Erleuchtung hochessen«.

Asiatische Grundsätze vermischen sich auch mit denen von Rudolph Steiner. »Ich beschäftige mich mit der Aura und habe auch eine Therapeutin, die in dieser Richtung arbeitet« (Monika). »... daß ich jetzt meine Ernährungsphilosophie als Steinchen einbinde in eine allgemeine Philosophie, und das ist eine Philosophie vom Leben, natürlich ansetzend an Steiners Philosophie der Freiheit. Also, wenn ich meinen Körper als Tempel der Seele betrachten möchte ... Und ob die Substanz natürlich ist oder ob sie tot und künstlich ist, das ist doch entscheidend für die Bewohner des Hauses« (Kurt). Die Vorliebe für Asien ist für Luc offensichtlich so groß, daß es zu dem fast zynisch klingenden (aber natürlich

nicht so gemeinten) Ausspruch kommt: »Es gibt da in Indien auch sehr
viele Leute, die da so (vegetarisch) leben. Es gibt da ja auch irgendwie
keine Leute, die da so mangelernährt sind« (Luc).

Auch die Berufung auf das Christentum und die Bibel (allerdings selten auf die Kirche) findet sich ab und zu: Karl z. B. meint, daß er »den in
der Bibel erklärten Willen Gottes (erfüllt), wenn ich mich vegetarisch
ernähre«. »Ich gehöre keiner Kirche an, bin aber alles andere als ein Athe-
ist ... ein tiefgläubiger Mensch« (Walter). Peter verbindet mit seiner
Ernährung ein Leben im Christentum, »aber aktuell« (im Gegensatz zur
verkrusteten Kirche).

Gesellschaftskritische Töne und das Bewußtsein, »anders« zu sein, das
manchmal doch einigermaßen arrogant klingt, sind offensichtlich wichtig
für die Stabilisierung gerade solcher Extremisten, die man in der Nähe der
Eßstörung oder anderer, vermutlich psychosomatischer Störungen ansie-
deln könnte.

»... daß ich mit der Gesellschaft, wie sie hier existiert, mit dem – jetzt
bring' ich mal die ganzen Schlagworte – kapitalistischen, sexistischen und
rassistischen System, das auf Ausbeutung basiert und viele, viele Leute
unterdrückt, überhaupt nicht klarkomme« (Eva). Karl, der das »Sodom
und Gomorrha in dieser Welt« zeitweilig mitmachte, hat nun durch das
vegetarische Leben »eine große Entdeckung, eine große Freiheit« gewon-
nen, die ihn »geistig wesentlich aufhellt«. So ist er stolz darauf, daß
irgendein Kollege von ihm sagte: »Wenn der vorbeikommt, wenn der hier
in die Nähe kommt, dann fallen mir alle meine Sünden ein.« Und er
bekräftigt voll Stolz: »Das war für mich ganz deutlich, transzendentell
gesehen, durch meine geistige Beschwingtheit« (Karl). Und Walter meint
ebenso stolz: »Ich hab' eine ganz andere Ansicht von der Welt und von
der Aufgabe eines Menschen und vom Sinn des Lebens, als das der
Durchschnitt hat, das ist also wirklich ganz umfassend.« Es folgt eine Aufzählung der Unterschiede: Er kauft keine Dinge, für die Werbung
gemacht wird, schaut sich nicht »14 000 Morde im Fernsehen« an, liest
nicht die Bildzeitung, sondern seriöse Presse und hat überhaupt zu Part-
nerschaft, Erziehung etc. eine ganz andere Ansicht, »und die ist so umfassend, daß zwischen einem normalen Durchschnittsmenschen und Menschen, die – ich bin ja da nicht alleine – die also diesen sehr bewußten und
unbequemen Weg gehen, da sind wirklich Welten drin« (Walter). Peter,
der durch seine neue Lebensform, durch die er sich von der Masse abhebt,
plötzlich oft »von einem Atemzug überrascht, ... von einem Gefühl überrascht wird«, empfindet sich als »wandelndes Geheimnis«. Wenn er in eine
Kneipe reingeht, dann ist es ihm ein besonderes Gefühl, daß »keiner etwas
weiß ... Ich hör' mir an, was die zu sagen haben, und geh' mit denen

Federball spielen oder Schlittschuhlaufen oder weiß ich nicht was, und
irgendwann hab' ich die Gelegenheit, für die zu kochen...«

Hier finden sich schon alle Merkmale, die wir bei sehr überzeugten
Sektierern finden können: die Auserwähltheit und das missionarische
Bewußtsein, daß man anderen Menschen mit seiner eigenen Welt-
anschauung sehr viel geben kann und geben muß.

Wissenschaft als Feind und Ratgeber

Wissenschaftliche Beweisführung ist bei den Alternativessern wesentlich
weniger wichtig als in der »offiziellen« Alternativliteratur. Dies geht einher mit der Abwertung der (Natur-)Wissenschaft, besonders der Medizin: »Also mit Wissenschaft habe ich eigentlich wenig im Sinn« (Willi).
»Wissenschaft geht mir am Arsch vorbei, das ist (nur) im Westen wichtig«
(Peter). »Ich hab' mich mit dem Menschenbild der Medizin befaßt, wo
der Mensch ja vor allem als Maschine gesehen wird« (Walter). Das alles
sind Antworten auf explizit gestellte Fragen nach der offiziellen wissenschaftlichen Meinung zur gewählten Ernährungsform.

Wichtiger als die »Wissenschaft« sind die eigenen Gefühle, die Hei-
lungen, die man erlebt hat, das Erleben verfeinerten Genusses u. ä. m.
»Ich hab' mich nie so mit ernährungsphysiologischen Geschichten aus-
einandergesetzt – nennt man doch so? ... Ich achte auf mein Körpergefühl« (Eva). Wissenschaft als Begründung der eigenen Ernährung
kommt eher als »die Meinung einer Ernährungswissenschaftlerin« und
infolge anderen Hörensagens ins Gespräch. »Ich kaufe mir keine
Bücher über Ernährungskunde, das lese ich nicht«, sagt Jochen, der
sich als Techniker sonst immer wieder auf rationale Gegebenheiten
beruft und von sich behauptet, daß er nie emotional, sondern nur ratio-
nal handele.

Ambivalenz spürt man aber auch dort, wo Alternativesser durchaus
wissenschaftlich im offiziellen Sinn argumentieren. So sagt Walter, ein
Ernährungsberater: »Die Rolle der etablierten Wissenschaft für die
Ernährung ist verheerend«, und erklärt im selben Atemzug: »Die
Ernährungsform, die ich praktiziere, wird von der Wissenschaft 100%
anerkannt, die Kollathsche Vollwerternährung ist die einzige sogenannte
alternative Ernährungsform, die von der Deutschen Gesellschaft für
Ernährung als dem Stand des Wissens entsprechend gut und optimal eingestuft wird.«

Die Wissenschaft wird aber doch immer wieder bemüht, wenn eigene
Überzeugungen bekräftigt werden sollen. So finden sich immer wieder
Hinweise auf Vitamine, Lysine, Molekularstrukturen. Letztlich aber sieht

es doch so aus, als ob die Wissenschaft nur als eine Art »Zugabe« gesehen wird. »Die Wissenschaft hat mir im nachhinein geholfen, mich besser verteidigen zu können« (Trude).

Die Steigerung der Genußfähigkeit

Die Kategorien der neuen Genußfähigkeit sind denen ähnlich, die man in den Eßbibeln nachlesen kann. Immer wieder wird die gesteigerte Empfindsamkeit und Sinnlichkeit gepriesen, die Steigerung der Vitalität und die neue »Leichtigkeit«, mit der man das Leben angeht. Daß man sich nach dem Essen nicht »schwer« fühlt, scheint vielen sehr wichtig. »Wunderbar, wenn man morgens ein paar aufgeweichte Datteln oder Feigen zu sich nehmen kann ...« (Karl). »... daß man diese Kräuter wesentlich bewußter genießt ... Man ißt langsamer und genießt das mehr« (Gesine).

Diese neue Sensibilität wird immer wieder betont: »Man kann alles riechen, alles hat einen intensiveren Geschmack, das ist eine große Bereicherung« (Lisa). »Es macht mehr Spaß, weil es viele Sachen gibt, die auch anders schmecken« (Birgit).

Die Begeisterung, »eine gewisse Euphorie«, steigert sich bei manchen geradezu ins Metaphysische: »Wenn man gerade das ißt, was einen vom Gesichts- und Geruchssinn anspricht, das kann dann ein wahres Feuerwerk der Lust ausüben ... Es ist tatsächlich, metaphorisch gesprochen, der Schlüssel zum Paradies, der in der Obstnahrung drinsteckt« (Kurt). »Ja, (das ist) eine totale Veränderung, meine Sinne sind viel sensibler geworden, und ich merk' auch, wenn Sachen tot oder lebendig schmecken«, formuliert Lisa.

Ein anderer Aspekt des Genusses ist eine neue Form der »Energie«, die übrigens bei vielen Extremisten nicht nur körperliche Aspekte umfaßt. »Wenn ich richtig gegessen habe, dann fühle ich mich nach dem Essen sehr gut, und der Bauch ist mit Energie aufgeladen. Ich habe dann wieder für die nächsten sechs, acht Stunden Lebensenergie« (Walter). Lisa drückt dies so aus: »Durch diese Diät hab' ich tierisch viel Energie gekriegt ... Das ist wirklich wahnsinnig, was man da an Energie übrig hat, also das ist schon irre, also das hab' ich wirklich gemerkt.«

Diese Art der Energie wird sehr häufig dem trägen und schweren Gefühl nach einem »normalen« Essen entgegengesetzt. Energie bedeutet auch »geistige Klarheit, Kreativität, eine unglaubliche Auswirkung auf die geistige Klarheit« (Kurt), »... daß ich kräftiger bin dadurch, daß ich mich vernünftig ernähre, ... daß man da so eine gewisse Entfremdung aufhebt« (Willi). Die Aufhebung der Entfremdung wird direkt und indirekt immer wieder einmal angesprochen. »Ich lerne immer mehr, die einfachen Dinge zu genießen« (Lisa).

Die ganze Lebenswelt wird nach der Umstellung als interessanter und genußvoller angesehen. »Soviel neue und interessante Leute, wo es dann wunderbaren Kräutertee gab, und der war mit Honig gesüßt, und da macht's dann viel mehr Spaß. Entsprechend anders sind dann auch die Gespräche« (Walter). »Und auch für meine geistige Entfaltung werden da durch die Ernährung Ressourcen freigelegt« (Kurt). Auch hier werden die normalen Esser sofort mit trägen Fressern und Säufern gleichgesetzt. So, wenn Walter die »interessanten« Leute bei den Kräuterteepartys vergleicht mit denen, die »literweise Schnaps konsumieren und 50, 60 Zigaretten rauchen«. Kurt drückt es noch allgemeiner aus: »Man ist (bei normalem Essen) einerseits körperlich nicht mehr hungrig, aber trotzdem geistig-seelisch, also im gesamten Körper noch nicht so befriedigt, wie man das von der Nahrung erwartet.«

Hier wird ein übergroßer Anspruch an die Ernährung deutlich: Nicht nur sinnlichen Genuß, nein, auch seelische Befriedigung muß sie verschaffen. Ein Makrobiot (Peter) sagt dazu: »Jetzt hab' ich einen background und kann mein Leben genießen.« An anderer Stelle bemerkt er: »Makrobioten wollen alle mehr vom Leben als der Durchschnittspeople ... Wenn man das Glück hat, daß einem in seinem Leben etwas begegnet, daß einem dies erleichtert ...«

Es gibt einige »Genießer«, denen offensichtlich vor allem der Mangel Genuß bereitet. Dies kennen wir übrigens auch schon aus der Antike, als die Kyniker den Mangelzustand priesen. In fast schon masochistischer Manier wird dann beschrieben, wie wunderbar der »Verzicht« (auf Fleisch, auf Sättigung etc.) ist. »Das ist schon so ein Freiheitsgefühl, das man hat ... Ich finde es angenehm, darauf zu verzichten ... Das ist wirklich eine Lebensqualität« (Willi). Ein besonders strenger Veganer sagt zu diesem Aspekt: »Eine Freiheit, daß ich nicht mehr alles essen mußte, was ich bekam ... Das hat mir den Weg der Überwindung von allem Schlechtem gebahnt.« Dazu passend äußerte Karl: »Also, ich bin an sich von den Ideen abgekommen, von dem, was also auch das Essen betrifft, von dem reinen Lustprinzip« (Karl). Ein anderer meint dazu: »Die eigentliche Lust liegt in der Beschränkung. Das eigentliche Wohlbefinden liegt im Nichtessen. Den tatsächlichen Hunger kennenzulernen« (Kurt). Dies liegt dann schon wieder nahe an der Eßstörung. So sprechen Magersüchtige, die ihren Körper auf das Äußerste quälen, um sich und der Umwelt Kontrolle und Triebverzicht zu beweisen. Hier bewegt sich der »Genuß« dann schon in relativ gefährlichen Bahnen und ist sicherlich unter ähnlichen Vorzeichen zu betrachten wie die Magersucht.

Die Natur und der Instinkt

Weniger oft, als man es in der Ernährungsliteratur finden kann, wird bei den Alternativessern von der »Natürlichkeit« der von ihnen gewählten Ernährung gesprochen. Viele, daraufhin befragt, wissen nur allzugut, daß es sehr schwierig ist, sich »natürlich« zu ernähren. Man könne »nur den Vergiftungsgrad regeln« (Hermann), denn »in einer Großstadtmetropole kannst du dich nicht natürlich ernähren« (Jakob). So »natürlich wie möglich« (Gesine) möchten sich aber selbstverständlich die meisten ernähren.

Über diesen recht pragmatischen Gesichtspunkt der möglichst ungiftigen Nahrungsmittel hinaus aber wird bei den wenigsten die Ideologie der »Ernährung, wie die Natur sie will« so vertreten, wie man das in der Alternativliteratur oft finden kann. Einige aber haben sich auch mit der Natur als »Lehrmeisterin« (Peter) befaßt. Demzufolge gibt es einen »Urinstinkt« im Menschen, der ihn dazu führt, sich natürlich zu ernähren. »Wenn man natürlich ißt, befindet man sich in einem konstanten Glückszustand« (Kurt). Dieser Glückszustand wird bei Kurt durch Rohkost erreicht. »Das Feuer war der Beginn, die Wiege der Kultur, also die Zubereitung der Nahrung – das war aber auch der Punkt, wo es anfing schiefzulaufen, wo es nicht mehr in seinen natürlichen Bahnen lief« (Kurt). Dies ist fast wörtlich die von Burger übernommene Vorstellung von Natur. Peter ist der Meinung, daß Makrobiotik »Gottes Nahrung« sei. Und auch Karl meint: »Ich will natürliche Ernährung so verstehen, daß also ... wenn ich in der Bibel den erklärten Willen Gottes betrachte, ... wenn in der Bibel steht, daß wir uns nur von Pflanzen ernähren sollen ...«

Wenn auch die explizite Berufung auf die Natur nicht so klar ist wie in der Literatur, so ist im Gesamtgefüge der Weltanschauungen und Werthierarchien doch klar, daß die »Natur« als Wegweiser erhofft und gewollt ist – und dies nicht nur im Zusammenhang mit ungiftigen Lebensmitteln, sondern auch als ein Wegweiser für die »richtige« Zusammenstellung der Nahrung, ihre richtige Zubereitung und die Auswahl nach höheren Gesetzen.

Zusammenfassung

Der eine oder andere Aspekt der von den Alternativessern vertretenen Werte und Lebenseinstellungen ist sehr vielen Menschen vertraut. Die Extremisten aber vertreten ihre Standpunkte nicht nur sehr vehement, sie sind – und darin kommen sie manchen Vertretern von Sekten recht nahe – auch oft der Überzeugung, daß das alternative Essen vor den bekannten Unannehmlichkeiten der modernen Welt bewahren könne und daß über eine veränderte Ernährung persönliches Glück und Wohlergehen zu erreichen seien sowie gesellschaftliche Umwälzungen ermöglicht würden. Die dauernde Beschäftigung mit dem Essen und die Projektion von Glück oder Unglück in diesen Teil des Alltags liegen nahe am verzweifelten Versuch der Eßgestörten, sich über die »richtige« Art der Diät oder Nahrungsmenge stabil zu erhalten und Wohlergehen zu sichern. Bei ihnen wird über das Eßverhalten ein drohender Ich-Zerfall verhindert, die eigene Identität darüber gesichert. Auch Foucault weist darauf hin, daß in der Moderne das Essen insgesamt identitätsstiftend im Sinne des Individualismus geworden ist. Die »böse Welt da draußen« symbolisiert sich in den (übergewichtigen) Normalessern. Dies gilt sowohl bei den Eßgestörten als auch bei den Alternativessern.

Sicher sind nicht alle Alternativesser verhinderte Eßgestörte (obgleich doch eine recht erhebliche Anzahl von ihnen es früher einmal war). Trotzdem sind gewisse strukturelle Ähnlichkeiten oft unverkennbar, so daß es nicht schwerfällt, hier einen Zusammenhang zu sehen. Das Essen als symbolisierbare Problemzone auch im Alltag legt nahe, hierüber innere Spannungen auszudrücken und Probleme darzustellen. Natürlich wurden mit dem Essen immer gewisse Symbole verbunden. Sie betrafen jedoch meist allgemein akzeptierte Ausnahmesituationen, wie das Essen in Festzeiten, bei Todesfällen oder aus religiösen Anlässen.

Von besonderer Bedeutung erscheint in diesem Zusammenhang die oben konstatierte »Verobjektivierung« des Körpers über die hochsensible Selbstbeobachtung. Diese wird von vielen Alternativessern mit einem »natürlichen Zugang« zum Körper verwechselt. Die Sehnsucht nach diesem »Teil der Natur« ist die Sehnsucht nach einem endlich zweifelsfreien Zugang zur Welt. Allerdings ist die dauernde ängstliche Selbstbeobachtung (»wenn ich eine Weinachtsgans äße, würde ich zwei Wochen darniederliegen«) alles andere alles »natürlich«. Sie gleicht vielmehr in fataler Weise der hypochondrischen Selbstbeobachtung der Eßgestörten, die jedes Salatblatt als Anzeichen drohender Fettklumpen am Körper sehen. Ziemlich viele der den Körper betreffenden Aussagen entstammen einer Sphäre recht gekünstelt wirkender Interpretationen von Körpergefühl und einer Ausrichtung des Körpers auf einen willkürlich gesetzten Naturbegriff. Die ängstliche Beobachtung aller Körperregungen und der Verdauungsvorgänge sowie die Selbstsuggestion hin zu Ekel und Krankheit, wenn die einmal gesetzte Nahrungsordnung verletzt wird, ist weit entfernt von dem, was angestrebt wird: das »Leib-sein-Können« (Böhme

1985). Vielmehr liegt die Selbstsuggestion der Alternativesser in der Nähe der verzweifelten Bemühungen der Eßgestörten um die totale Kontrolle ihres Körpers.

Einige Eßbiografien

Die behauptete Stabilisierung identitätsschwacher Personen über das Alternativessen kann zwar nicht in allen, aber doch in recht vielen Fällen anhand der Interviews nachgezeichnet und verdeutlicht werden. Wir haben daher einige Interviews ausgesucht, aus denen sehr klar wird, mit welch großem inneren (und oft auch äußeren) Aufwand das Essen begleitet wird, wie es die gesamte Biografie bestimmen kann und dazu verwendet wird, ein inneres Gleichgewicht zu erreichen. Im Kontrast dazu soll dann auch noch eine »Eßbiografie« aufgezeichnet werden, in der das Alternativessen nicht ganz so offensichtlich eine stabilisierende Funktion für ein schwankendes Identitätsbewußtsein hat.

Eva, 25 Jahre, Studentin: »Am Anfang war es Rebellion«

Eva mußte daheim unter starker Kontrolle »alles essen, was auf den Tisch kam«, wobei vor allem der Vater dafür sorgte, daß ein ausgewogenes Gleichgewicht aller von ihm als »gesund« erachteten Dinge gegessen wurde. In der Pubertät begann Eva mit sehr viel Kraft und Willensstärke, Fleisch und Fett zu verweigern. Die damit verbundenen Zwistigkeiten nahm sie auf sich. Da ihr Fleisch und Wurst noch nie besonders gut geschmeckt hatten, war der Verzicht darauf nicht sehr schwer. Allerdings versteifte sie sich so sehr auf die ihr genehmen Nahrungsmittel (Obst und Gemüse, fettarm zubereitet), daß sie zeitweise das heimische Essen überhaupt verweigerte.

Die Beschäftigung mit dem Essen bzw. der Essensverweigerung hörte aber auch dann nicht auf, als die Mutter – mürbe geworden – nachgab und sehr viel Gemüse und Obst auf den Tisch brachte. Nun wollte Eva um jeden Preis abnehmen. Sie aß sehr unregelmäßig, oft gar nichts und wurde sehr dünn. Sie bezeichnet sich selbst als damals »magersüchtig«. Die Symptome, die sie für die Altersstufe von 15 bis 17 Jahren angibt, sind tatsächlich für Magersucht typisch: Amenorrhö, Gewichtsverlust, dauernde Beschäftigung mit dem Essen, übertriebener Hochleistungssport.

Sie fand zwei Freundinnen, die es ihr gleichtaten. Essen war, Evas Angaben zufolge, immer »Thema Nr. 1«. Sie wollten immer gesünder und immer weniger essen und trieben einander offensichtlich immer mehr in Richtung Magersucht. Eva beschreibt sich in der damaligen Zeit als »fickrig, hippelig, unfit«.

Mit dem Auszug aus dem Elternhaus und dem Einzug in eine WG von Gleichgesinnten stabilisierte sich ihr Eßverhalten. Eva meint aber, daß sie jetzt zwar wesentlich stabiler sei als früher, auch in bezug auf das Essen. Dies aber »ist ein langer Lernprozeß«, der offensichtlich noch immer nicht ganz abgeschlossen ist. In ihrer Wohngemeinschaft wird rein vegetarisch gekocht, auch Fett wird meist vermieden. Allerdings kann Eva es jetzt viel besser als früher zulassen, daß auch andere für sie kochen, d. h. sie kann auch die Kontrolle aus der Hand geben. Am liebsten aber ißt sie jetzt mit anderen gemeinsam, da sie die »soziale Kontrolle« über ihr Eßverhalten noch immer nötig hat. Eßanfälle drohen auch jetzt noch, z. B. bei Familienfesten, wo sie sich plötzlich vollstopft und dann natürlich elend fühlt. Aber auch bei diesen Gelegenheiten gilt, daß Eva solche Ausrutscher nunmehr besser ertragen kann. Sie macht sich nicht mehr soviel daraus und lebt an den meisten Tagen des Jahres mit kontrolliert ausgewogenen und regelmäßigen Mahlzeiten. Ihr Gewicht ist noch immer niedrig, aber nicht mehr besorgniserregend. »Ich wiege heute wesentlich mehr, als ich gedacht hab', damit leben zu können.« Wo sie früher Kalorien gezählt hat, vertraut sie nun ihrem Körpergefühl.

Das vegetarische Essen, das sie mit ca. 80% ihrer Bekannten teilt, wird seit einigen Jahren, wie sie sagt, auch »ideologisch untermauert«. Im Zusammenhang mit dem vegetarischen Essen sieht sie auch die ökologischen Probleme schärfer, sieht auch ihre Art der Ernährung als Teil ihrer antikapitalistischen, antirassistischen und antisexistischen Einstellung. Sie bemüht sich auch auf anderen Gebieten, ökologiebewußt zu handeln und mit ihrer Ideologie konform zu leben.

Ihre Eßprobleme sind, wie sie selbst immer wieder sagt, noch nicht ganz gelöst. Die Gemeinschaft mit Gleichgesinnten, der ideologische Überbau und eine verbesserte Haltung zu ihrem Körper geben allerdings sehr viel mehr Halt als früher. Mit einiger Vorsicht läßt sich sagen, daß sie ihre Magersucht überwunden hat.

Trude, 27 Jahre, Studentin: »Essen war totaler Streß«

Trude ernährt sich vegetarisch, weil sie nichts ißt, »was irgendwie ein Gesicht hat«. Sie hat eine lange und leidvolle Eßbiografie hinter sich. Ihre Stiefmutter (näheres über den Verbleib der Mutter hat sie nicht erzählt) konnte ihr, was das Essen betrifft, nichts recht machen. Als sie 3 Jahre alt war, verweigerte sie ein ganzes Jahr lang das Essen, so daß sie künstlich ernährt werden mußte. Auch später waren die meisten Mahlzeiten für sie mit schlimmen Gefühlen verbunden. Immer wieder mußte sie würgen und erbrechen. Alle Versuche, ihr etwas »Gutes« zu kochen, prallten an ihr ab. Ferien, Besuche bei Bekannten – alles war schwierig. Eigentlich aß sie nichts mit Vergnügen, obwohl die Familie bereit war, ihren Wünschen nach fleischloser Nahrung entgegenzukommen. Allerdings versuchte man es immer wieder mit Täuschungsmanövern: Man gab ihr z. B. Fleischpudding, der aussehen sollte wie Gemüse u. ä. m. Aber sie erbrach sofort immer alles.

Als sie etwas älter wurde, änderte sich dies langsam: War sie alleine zu Hause, dann machte sie sich Stullen (ein auch jetzt noch bevorzugtes Essen) und konnte diese richtig genießen.

Mit dem Auszug von zu Hause änderte sich vieles. Sie kochte nun für sich allein, lernte mehr Nahrungsmitteln kennen und fing auch an, mit anderen Vegetariern gemeinsam zu kochen. Ihr Gewicht war immer sehr gering, aber ihrer Meinung nach hängt dies nur damit zusammen, daß sie »schneller verbrennt« als andere. Sie hat nie besonders auf ihr Gewicht geachtet. Seit sie mit anderen zusammen ein etwas ausgefeilteres vegetarisches Essen kennengelernt hat, hat sie auch angefangen, sich mit wissenschaftlichen und politischen Aspekten des Vegetarismus zu beschäftigen. Sie bekämpft die Massentierhaltung und kauft sehr bewußt keine Nahrungsmittel aus Ländern, in denen eine Diktatur herrscht. Außerdem bevorzugt sie natürlich Essen aus dem Reformhaus. Sie findet, daß das Essen nunmehr für sie mehr Freude als Mühe bringt, fühlt sich mit ihrer erweiterten vegetarischen Kost wohl und möchte nie mehr anders leben.

Kurt, 22 Jahre, Student: »Das l(L)ebendige E(e)ssen«

Kurt hat in der späten Pubertät eine Krise erlebt. Sie bestand im Abbruch einer für ihn wichtigen Beziehung. Gleichzeitig nahm er einiges zu, hatte Hautprobleme und wurde ganz allgemein sehr lethargisch, vermutlich depressiv. Sein Sportlehrer nahm ihn beiseite und ermahnte ihn, wegen seines Gewichts aufzupassen. Dies erschütterte ihn so sehr, daß er zuerst ganz radikale Fastenkuren machte, nach eigenen Angaben magersüchtig war, dann aber – durch Lektüre und eigenes Nachdenken bewegt – eine Ernährungsumstellung vornahm.

Er hält dies nun seit vier Jahren durch, seit zwei Jahren ist er dabei sehr radikal. Er ißt nur Rohkost, und zwar hauptsächlich Obst, da er selbst Gemüse für Nahrung »zweiter Klasse« hält. Auch innerhalb der Obst-/Gemüsenahrung differenziert er: Alle Nachtschattengewächse seien schädlich. Seine Vorbilder sind die Instinkttherapie nach Burger sowie die »Sonnenkost« von Diamond. Seit er sich in dieser Weise ernährt, ist sein Leben völlig verändert. Er merkt in äußerst sensibler Weise, wenn er Ernährungssünden begeht. Eine Ernährungssünde ist zum Beispiel auch schon ein Fruchtsaft aus dem Reformhaus, weil diese Säfte gekocht und daher nicht »lebendig« sind. Wenn er sie trinkt, wird ihm schlecht. Das Schlüsselwort zu seinem neuen Leben ist: lebendige Nahrung. Selbst Mineralwasser zählt nicht dazu, da die Mineralstoffe anorganisch und daher tot sind.

Er hat eine sehr ausgeprägte Ernährungsphilosophie (man könnte fast sagen »ein Wahnsystem«) entwickelt, die schwer verständlich ist, sich zum Teil an Rudolph Steiner, zum Teil an irgendwelche biochemischen Analysen anlehnt und zum größten Teil selbst fabriziert ist. Dementsprechend decken sich seine Vorstellungen von gesund und krank auch nicht mit denen der offiziellen Medizin. Hautkrebs, so meint er, sei zum Beispiel nie und nimmer durch die Sonne verursacht, sondern die Sonne bringe nur das Krankhafte, was (durch falsche Ernährung) »innen« ist, an den Tag. Ebenso ist der Schnupfen eine Art Abfall von inneren Schadstoffen.

Kurt beschäftigt sich so sehr mit dem Essen und betont immer wieder, wie schön und euphorisierend das Fasten sei, daß man fast noch von einer bestehenden Magersucht ausgehen könnte. Allerdings behauptet er von sich, er sei nicht besonders untergewichtig. Kurt betreibt ungemein viel Sport (eventuell auch noch ein Anzeichen von Magersucht?), betrachtet das Essen von Obst als eine »meditative Handlung« und widmet sehr viel Zeit der Ausarbeitung seiner Ernährungsgedanken. Er meint, er hätte ungeheure Erfahrungen gemacht durch seine veränderte Ernährung, wahre »Orgien« der Lust hätten sich ihm eröffnet.

Kurt lebt ziemlich isoliert und gibt an, in den nächsten Jahren keinerlei Beziehung zu Frauen aufnehmen zu wollen, weil ihm dadurch allzuviel Zeit verlorenginge, die er für sein neues Leben braucht.

Jakob, 28 Jahre, Sozialarbeiter:
»Es ist nicht mehr so diese Überzeugungstendenz, die ich mal hatte«

Jakob hat in der Pubertät zuerst aus Opposition zur »fleischfressenden Familie« kein Fleisch mehr gegessen. Allerdings war er schon als Kind sehr empfindlich gegenüber der sehr rahmigen Milch auf dem Bauernhof seines Großvaters. Außerdem erinnert er sich noch mit Grauen an das Hühnerschlachten – er habe auch als Kind dort nie ein Huhn gegessen.

Mit 17 oder 18 Jahren wurde diese Haltung ideologisch überhöht. Er wurde Mitglied einer Anarcho-Punk-Band, die sich in ihren Texten und Aktionen sehr militant von den Fleischfressern absetzte. Vegetariertum wurde aus humanen und ökologischen Gründen sehr betont und auch missionarisch vertreten. Jakob hatte nun eine Gruppe, der er sich zugehörig fühlte. Vorbilder waren englische Punkgruppen, die ähnliche Ziele verfolgten. Auch der Friedensbewegung fühlte er sich nahe.

Jakob ißt auch heute noch, nachdem er sich längst von dieser jugendbewegten Zeit distanziert hat, kein Fleisch. Es schmeckt ihm nicht, und außerdem hat er noch immer dieselben ideologischen Gründe wie früher. Allerdings ist er nicht mehr militant und versucht nicht mehr, andere zu missionieren.

Für ihn ist seine Ernährungsform eine von vielen Möglichkeiten, sein Engagement für ein Weiterbestehen der Welt zu zeigen. Aber er will nicht alle dazu zwingen. Mit allzu euphorischen Hinweisen auf die größere Gesundheit der Vegetarier hält er sich zurück: Ob wirklich Gicht und Alzheimer nur durch das Vegetariertum gestoppt werden können? Da ist er skeptisch. Übrigens hat er auch das Gefühl, daß seine eigenen Hautprobleme durch das Vegetariertum eher schlimmer würden. Er meint, er habe nun mehr Allergien als früher.

Außer den vergleichsweise rationalen Überlegungen zum Fleischessen spürt man bei Jakob nichts, was auf seine »Besonderheit« hinweist. Er mag Fleisch einfach nicht, und daher ißt er es auch nicht. Das Essen scheint keine ganz besonders herausgehobene Bedeutung mehr bei ihm einzunehmen.

Die drei ersten Beispiele verweisen auch im individuellen Lebenslauf auf einen engen inneren Zusammenhang zwischen der psychischen Gefährdung einzelner Personen und dem alternativen Diskurs rund um das Essen: Zuerst drücken sich Spannungen noch im basal-infantilen Modus der »schwierigen Esser« aus. Die gesellschaftlich bereitliegenden Elemente des Eßdiskurses werden dann im höheren Alter aufgegriffen und zur Begründung des schwierigen Verhältnisses zum Essen verwendet. Später können sie dann zum nunmehr pathologisch relevanten Störungsfeld werden.

Diese stark ideologischen Elemente können es aber auch wiederum sein, die die drohende Gefahr abwenden und im Sinn einer Abwehr schließlich zur Stabilisierung der Person dienen. Der Bereich des Diskurses ist so groß, daß hier sehr viele unterschiedliche Bestrebungen Platz finden: das Bedürfnis nach geistiger Reinigung, nach einem möglichst »giftfreien« Leben, nach moralischer Rechtschaffenheit u. ä. m. All dies kann im Sinne des Identitätsaufbaus labile Personen ins Gleichgewicht bringen. Ein akzeptierendes Umfeld, das heutzutage relativ leicht zu schaffen ist, festigt diesen Identitätsaufbau. Wie fast alle Interviews aber zeigen, bleibt das Essen eine prekäre Angelegenheit, der man sehr viel inneren und äußeren Aufwand zubilligen muß – ein Zeichen dafür, daß dieses Feld einen hohen symbolischen Wert hat. Diese Symbolbildung kann Heilung bringen, aber auch pathologisch werden. Offensichtlich aber kann der Diskurs nicht rückgängig gemacht werden. Zur Zeit ist er gesättigt mit den Strömungen einer zerrissenen Modernität mit all ihren Widersprüchen. Für Menschen, die diese Widersprüche in ganz persönlicher Form verinnerlicht haben, bietet der Diskurs ein ideales Ausdrucksfeld.

Die ethnische Störung und ihre Einbindung in kulturspezifische Metaphern

Vorbemerkungen

Jede Kultur hat ihre eigene Art und Weise, Zusammenhänge zwischen verschiedenartigen Phänomenen zu konstruieren. Die Nahrungsaufnahme als grundlegende und wichtige Dimension des menschlichen Lebens ist, wie oben dargelegt, Schauplatz kultur- und zeitabhängiger Bedeutungen, die sich oft in anschaulichen Symbolen und Metaphern zeigen. Dasselbe gilt auch für die Bedeutungsfelder, die für Krankheiten psychischer und physischer Art aufgebaut werden. Sie sind abhängig von wissenschaftlichen Erkenntnissen, primären Erfahrungen und einer allgemeinen Art der Lebensführung, die man als »Zeitgeist« bezeichnen könnte.

Zu jeder Zeit wurden Zusammenhänge zwischen Nahrungsaufnahme und bestimmten Krankheiten festgestellt. So war schon in der Antike klar, daß man sich der Jahreszeit entsprechend ernähren müsse, um nicht krank zu werden. Verstieß man gegen das Gebot, wären nicht nur körperliche Erkrankungen die Folge, sondern auch psychische Unausgeglichenheit und Nervosität. Im Mittelalter wurde von kirchlicher Seite immer wieder auf die unheilvollen Konsequenzen des Fleischgenusses hingewiesen. Er war geeignet, die gefürchtete und verpönte Sexualität zu steigern. Immer wieder können wir sehen, wie die Gesellschaft über das Essen, ähnlich wie über die Sexualität, in das Leben des Individuums eingreift und gerade über die Grundbedürfnisse ein hohes Maß an Anpassung und Kontrolle über die Menschen gewinnt, die dadurch in einen größeren gesellschaftlichen Zusammenhang eingepaßt werden (s. 1. und 2. Kapitel).

Was aber sind die Zusammenhänge, die in unserer Zeit zwischen Krankheit und Nahrung festgestellt werden? Wir finden – von wissenschaftlicher Seite (offiziell und inoffiziell) gestützt – vielfältige und in sich widersprüchliche Diskussionen über die verderblichen Folgen bestimmter Ernährungsformen. Im Abschnitt über die Alternativesser wurde dieses Thema ausführlich abgehandelt.

Je mehr und widersprüchlicher über das Essen diskutiert wird, desto eher ergibt sich für den einzelnen ein Feld der individuellen Bedeutungsgebung. Über Form und Kultivierung des Essens kann sich nunmehr jeder selbst bestimmen als jemand, der eine ganz besondere Spezies verkörpert (einen Vegetarier, einen Feinschmecker ...). Je eingeengter die Vorstellungen vom idealen (schlanken, gesunden) menschlichen Körper und je unübersichtlicher die verschiedenen Ernährungsvorschläge sind, desto größer ist die Verantwortung, die dem einzelnen auferlegt wird. Rigide Gewissenserforschung über Art und Anzahl der Kalorien, über Zubereitungsarten, die Frage, ob man auch wirklich genügend elaboriert kocht, erfordern eine permanente individuelle Selbstkontrolle. Die Gewissenserforschung bezüglich des Essens steht derjenigen über die Sexualität in früheren Zeiten in nichts nach. Die Ergebnisse der Forschung über das Eßverhalten der Berliner Frauen haben gezeigt, mit wieviel Umsicht und Vorsicht, ja Skrupeln, in verschiedensten Schichten mit dem Thema »Essen und Gewicht« umgegangen wird. Selbst wenn diese Frauen ihre Umsicht und Vorsicht vielleicht etwas »geschönt« darstellen, so ist doch die Tatsache, daß sie dies tun, ein Beweis dafür, wie wichtig ihnen das Thema erscheint.

Ein solch widersprüchlich definiertes Feld, in dem wenige allgemeinverbindliche Vorstellungen herrschen, das aber dennoch durch die Idealvorstellungen von Schönheit und Gesundheit außerordentlich streng kontrolliert wird, eignet sich – gerade wegen der besonderen Bedeutung, die dem Körper zukommt – offensichtlich auch für den Ausdruck bestimmter Störungen, die mit dem Essen gar nichts zu tun haben. Nahrungsaufnahme und -zubereitung werden zu einem Schauplatz für ganz andersgeartete Erlebnisse, auch für bestimmte Leiden. Es ist also nicht mehr nur das Essen, das Leiden schaffen kann. Die Leiden suchen sich ihre Ausdrucksform im Essen und beziehen so das Essen in eine sehr individuelle Leidensgeschichte ein. Die beträchtliche Zunahme der Eßstörungen begann mit der Kultur des widersprüchlichen Diskurses über »Ernährung« im Laufe der letzten Jahrzehnte. Die Eßstörungen selbst werden natürlich auch diskutiert und tragen so wiederum zu einer neuen Form der Reflexion über das Essen bei.

Die Analyse von modernen Lehrbüchern zur Eßstörung, Interviews mit sechs Therapeutinnen, die sich auf Eßstörungen spezialisiert haben, sowie Interviews mit Frauen, die von Eßstörungen betroffen sind, zeigen ein Muster der Metaphorisierung des Essens auf, das sehr typische Kennzeichen moderner psychopathologischer Theorien, vor allem psychoanalytischer Provenienz, aufweist. Die Denkweise der Psychoanalyse überzieht die beiden Bereiche – Essen und psychische Krankheit – mit einem Netz von Metaphern, die jedem Zeitgenossen sehr rasch einleuchten. Da in der Psychoanalyse die »orale Lust« als ein grundlegender Triebwunsch Vorbildfunktion für sehr viele andere Formen von Triebbefriedigung hat und da außerdem die Triebversagungen, die sich im Verfolgen der Oralität ergeben, ebenfalls Vorbild für Versagungen anderer Art sind, ist eine Verbindung von Essen und psychischen Leiden theoretisch schlüssig. Auf diese Weise werden im modernen Diskurs über das Essen sehr viele neue (psychoanalytische) Begriffe untergebracht. Es ist nicht immer leicht, sich davon zu distanzieren. Die Distanzierung ist aber nötig, will man sich davor bewahren, Metaphern als Realität wahrzunehmen.

Die psychoanalytische Begrifflichkeit legt sich sozusagen als ein modernes Symbolsystem über die Nahrungsaufnahme. Foucault beschreibt ausführlich, wie die katholischen Beichtspiegel in den Jahrhunderten seit Abälard das Sexualverhalten beeinflußt haben. Erst wenn man bestimmte sexuelle Praktiken (z. B. Onanie, Sodomie) heraushebt, detailliert beschreibt und bewertet, können sie zu einer Quelle von Angst und Beschämung und zur Darstellung von etwas, was »dahinter« liegt (z. B. der Umgang mit dem Teufel) werden. Die Psychoanalyse einerseits sowie die Medizin mit ihren Gesundheitsvorstellungen andererseits haben in den letzten Jahrzehnten für das Essen in allen seinen Arten und Abarten ein System der Bedeutungsgebung geschaffen, das ebenfalls geeignet erscheint, dieses Feld als ein problematisches und schwieriges anzusehen. Es scheint sich daher für den Ausdruck von vielen individuellen Problemen gut zu eignen. Die ängstliche Aufmerksamkeit, die sich auf dieses Feld richtet, schafft oft genau die Probleme, die vermieden werden sollen – zum Beispiel in vielen Kursen zur »richtigen« Ernährung, in Zeitschriften und Ratgebern zur Ernährung und zum Abnehmen.

Devereux (1984) hat Störungen, die die typischen Züge einer Kultur widerspiegeln, als »ethnische Störungen« bezeichnet. Wenn man die – für unseren Bewußtseinsstand sehr evidenten – psychoanalytischen Beschreibungen und Ursachenzuschreibungen für die Eßstörungen aus seinem Blickwinkel betrachtet, dann fällt es allerdings leichter, die psychoanalytische Metaphernwelt zu relativieren und zu sehen, daß es sich hier um ein Diskursfeld handelt, das zu anderen Zeiten auch ganz anders aussehen könnte, daß man daher – versetzt man sich in andere Kulturen – das Essen als Feld für erhöhte pathologische Symbole (z. B. Essen als Ersatz für Liebe) verlassen könnte. Bekanntlich ist dies in Mangelgesellschaften auch der Fall. Wir finden in Ländern der dritten Welt keine Magersüchtigen oder Bulimikerinnen. Der allzu platte Einwand, daß dort eben einfach nur der Hunger gestillt werden müsse und daher den Menschen alle überflüssigen Probleme vergingen, trifft sicher nicht alle Aspekte. Es ist dort, wo das Essen nur der Erhaltung des Lebens dient, vermutlich weniger Raum vorhanden, dieses Essen zu überhöhen, mit vielfältigen Bedeutungen und Metaphern zu überziehen und individuelle Varianten der Ernährung auszuprobieren.

Die Metapher als Wegweiser

Nach Sykes ist eine Metapher die »Anwendung eines Namens, eines deskriptiven Begriffs oder einer Paraphrasierung auf einen Gegenstand oder eine Handlung, auf die sie bildlich, aber nicht wörtlich paßt« (zit. in Buchholz 1993, S. 17). Es besteht nun immer wieder – für den Bereich des Psychischen in seiner Vagheit gilt dies in ganz besonders hohem Maß – die Tendenz, Metaphern zu substantialisieren und die Metapher als Realität zu betrachten. Wie Carveth (1993) berichtet, hat schon Breuer in den »Studien zur Hysterie« auf die Gefahr hingewiesen, räumliche Metaphern wie »Unterbewußtsein« und »Bewußtsein« als etwas Reales zu sehen und zu manipulieren. »Dann ist die Mythologie fertig«, resümiert er. Man kann sich vorstellen, daß seine Zurückhaltung gegenüber der Psychoanalyse und sein Bruch mit Freud auch auf seiner Skepsis gegenüber dem Anwachsen der Metaphern im psychoanalytischen Gebäude gründete.

Nun gibt es, wie Wurmser (1983) darlegt, keine Theorie des Psychischen, die nicht mit Metaphern arbeiten muß, darin kann sogar einer ihrer Vorteile liegen. Allerdings, und darauf weist Carveth (1993) hin, sollte immer wieder ein Prozeß einsetzen, der auf diese Tatsache aufmerksam macht, damit wir uns in der Reflexion immer wieder davon distanzieren können. In der psychoanalytischen Therapie geht es letzlich darum, dieser »Mythologisierung« Einhalt zu gebieten. Carveth bezeichnet den Neurotiker als einen, der von einer Metapher »besessen« ist und sie nicht »besitzt«. Sekundär prozeßhaftes Denken aber muß Metaphern zerpflücken, Gegensätze, die allzuleicht eingeebnet werden, hervorheben und Unterscheidungen machen. Die Therapie bezeichnet Carveth als den Prozeß, in dem Metaphern »deliteralisiert« werden. Deliteralisierung entspricht einem Prozeß, in dem die Unterschiede zwischen der unbewußten Gleichsetzung von Verschiedenem und der Realität gesehen werden (in einem der Beispiele Carveths: der psychischen Gleichsetzung von vernichtenden Waffen und Penis), in dem Verschiedenes auch unterschiedlich gehandhabt werden muß.

Die nicht deliteralisierte Metapher kann demagogisch hervorragend eingesetzt werden, um das öffentliches Bewußtsein zu dirigieren (zum Beispiel: »Das Boot ist voll«). Theweleit (1977) hat die sehr kräftige Metaphernwelt der präfaschistischen und faschistischen Zeit analysiert und dabei aufgezeigt, in welch antiintellektuellen, archaischen Sog ein Volk gelangen kann, wenn es sich dieser Metaphernwelt unbesehen überläßt.

Metaphern, also verbale Symbole, scheinen »für sich« zu sprechen. Langer (1965, S. 251) hat auf die ungemein starke emotionale Wucht hingewiesen, mit der die Metapher meist gekoppelt ist. Ihren Überlegungen nach sind es gerade die »adoleszenten Rassen« (womit sie Volksgruppen meint, die nicht teilhaben am Weltverständnis der europäischnordamerikanischen Kulturen), die noch nicht eingebunden sind in ein diskursives, rationales Weltverständnis, die eine »verschwenderische Pracht von Symbolen« benutzen, um die Welt zu verstehen. Menschen, die innere Erfahrungen beschreiben wollen, sind aber sehr oft durchaus in der Situation »adoleszenter Rassen«, d. h., sie finden in der diskursiven Logik wenig Anhaltspunkte, um das zu beschreiben, was in ihnen gerade vorgeht (Jaeggi 1989). Deshalb brauchen die psychologischen Theorien auch eine besonders metaphernreiche Sprache, sonst würde die Beschreibung differenzierter seelischer Zustände allzu dürftig ausfallen.

Die Verwendung von Metaphern kann Erkenntnisgewinn, aber auch Verdunkelung eines Sachverhalts bringen, wenn sie unbedacht geschieht. Was für den einzelnen gilt, gilt aber auch für die Wissenschaft: Lernt der Wissenschaftler nicht, sich von einer allgemein üblichen Metapher im Bereich des Psychischen wieder zu trennen, gerät er in Gefahr, die Metapher mit der Realität zu verwechseln und dementsprechend zu handeln. Das »Als-Ob« der Metapher verschwindet dann, der Wissenschaftler (bzw. die Wissenschaft) tut so, als ob man mit der Metapher auch schon das Phänomen selbst eingefangen hätte und als ob nur diese »zweite Realität« (nämlich die der Metapher) einzig und allein handlungsleitend sein könnte.

Psychoanalyse mit ihrer besonders kräftigen und farbenreichen Metaphernwelt ist in besonderer Gefahr, das, was sie von ihren Patienten verlangt – die Deliterarisierung –, selbst zu vergessen und auf die selbst produzierten Metaphern »hereinzufallen«. Die Eßstörung bekommt so z. B. einen Bedeutungsgehalt, der wie selbstverständlich und phänomengerecht wirkt. Eine Distanz dazu ist dann schwer möglich.

Welche Metaphern werden bei der Beschreibung von Eßstörungen am häufigsten gebraucht? Welche Konsequenzen ergeben sich daraus?

Die Leere und das Loch

Die übliche Metapher in Beschreibungen Eßgestörter ist die des »Loches«, oft verbunden mit der der »inneren Leere«. Schulte et al. (1990) beschreiben die Leere vor dem Eßanfall so: »Vielleicht eher, daß ich mich einsam fühlte, ein Loch in mir hatte.« Sie fassen zusammen: »Dann müssen wir oft annehmen, daß die Unruhe auftritt, um einem Leeregefühl zu begegnen, also schon eine Reaktion auf das Gefühl der Leere und des Alleinseins ist, daß sich somit die Leere wie eine zentrale

Befindlichkeit durch die Schilderung der meisten Frauen zieht.« Ebenso ist auch bei Habermas' Beschreibung der Bulimie die »innere Leere verbunden mit Anspannung« ausschlaggebend (1990). Hoffmann und Hochapfel (1991) sprechen in dem zur Zeit sicher meistgelesenen Neurosenlehrbuch dasselbe Phänomen an, wenn sie die »Ersatzbefriedigung«, die Anspannung und innere Unruhe dämpfe, beschreiben.

Ganz ähnlich lauten die Aussagen von Therapeutinnen, die sich auf Eßstörungen spezialisiert haben: »Das Symptom steht für die echte Beziehung – Essen statt Liebe.« »Das Essen ist tröstlich – Essen füllt den leeren Raum.« »Für jeden Menschen kann dies ein fundamentaler Weg sein, die Leere auszufüllen.« Bei den Adipösen wird auch noch die Abgrenzungsfunktion des Fettseins thematisiert, sie wollen »endlich Raum einnehmen«.

Der konkrete Vorgang des »Etwas-in-sich-Hineinnehmens«, wobei konkrete Nahrung in eine Höhlung/Loch (den Magen) gelangt, wird metaphorisiert und verwendet, um klarzumachen, daß hier ein psychisches »Loch«, eine »Leere« in der Seele ausgestopft wird. Der leere Magen und die leere Seele werden so gleichgesetzt.

Die leere Seele und die Mutter als Nahrung

Ein Loch in der Seele deutet auf eine sehr grundlegende und tiefe Störung. Leer fühlt sich einer, der nicht genug bekommen hat. Nach allgemeinen psychoanalytischen Vorstellungen muß dies ein Mangel sein, der sich nicht auf eine aktuelle, sondern auf eine frühkindliche Situation bezieht. Die »frühe Mutter« hat nicht genug »gegeben«, um das Loch zu stopfen. Alle Therapeutinnen und die meisten Neurosenlehrbücher thematisieren diese »frühe Mutter«. Sie hat nicht genügend Liebe gegeben, sie ist ein »Gift«, von dem man sich (durch Erbrechen) befreien muß, das man nicht in sich hineinläßt (dies betrifft vor allem die Anorektikerin), man muß sich die fehlende Mutterliebe »er-essen«. Der Brei, so sagte eine Therapeutin, steht für die »frühe Mutter«: Wenn dies das einzige ist, was man essen will, dann »er-ißt« man sich eine ideale Mutter, wenn man die Nahrung ablehnt, dann lehnt man die Mutter ab.

Hier wird eine neue Metapher eingesetzt: die der Mutter als Nahrung. Der Kampf mit der Nahrung entspricht dem Kampf mit der Mutter. Eine Therapeutin sagt über ihre eßgestörten Patientinnen: »Sie kämpfen zuerst gegen den Nahrungstrieb, wenn sie sich zurückhalten, und gegen das Essen, wenn sie es dann später erbrechen, das alles ist wie der Kampf gegen die Mutter.« Voraussetzung dafür ist die Gleichsetzung von Nahrungstrieb, Mutter und Essen. »Außerdem kann man sich bei der Nahrungsaufnahme nie vollständig distanzieren, wie das bei anderen Suchtmitteln der Fall ist, d. h. man kann immer kämpfen. Das ist eine Verschiebung von der Mutterproblematik her, man muß immer wieder gegen die Mutter kämpfen.« Die Gleichung »Nahrung = Mutter = Stopfen eines Loches« ist offensichtlich. Gelegentlich wird daher der Sprachgebrauch bei der Beschreibung der Mütter schon auf das Essen hin zentriert. »Schluckende Mütter«, »karge Mütter« oder »die Töchter fressen jemanden auf« – wohl die Mutter oder einen Mutterersatz. Hoffmann und Hochapfel (1991) betrachten »die Abwehr des Essens als Kampf gegen den Wunsch nach Verschmelzung mit der Mutterfigur oder als Möglichkeit der Trennung von der Mutterfigur« als mögliche Ursachen der Anorexie. Auch hier erfolgt also die Gleichsetzung von Mutter und Nahrung.

Es ist schwer, sich von der durch den oftmaligen Gebrauch der Metapher hergestellten Evidenz zu distanzieren und ihren Realitätsgehalt zu relativieren oder sogar anzuzweifeln. Am ehesten gelingt dies, wenn man sich in eine ganz andere Metaphernwelt begibt, etwa in eine alte religiöse, wo die Abwehr der Nahrung etwas mit einer besonderen Erwählung zu tun hat oder mit einer besonders hohen Opferbereitschaft. Erst dann wird klar, daß es verschiedene Metaphernwelten im Zusammenhang mit unterschiedlichen Weltanschauungen gibt, die nicht weniger Evidenzgefühl hervorrufen können als die eigene.

Wohin aber führt diese Metapher von der Mutter als Nahrung? Sie führt in die frühe Kindheit. Sie führt zu einer Art von Therapie, die sich mit dieser frühen und schlecht versorgenden Mutter in irgendeiner Weise auseinandersetzt. Meist wird ein empathisch-gewährender Therapiestil empfohlen. Die Therapeutin wird Ersatz für eine »gute Mutter«, wodurch das übermäßige Ausagieren der Probleme über das Essen unnötig wird. Kampf um die »gute« Nahrung, kämpferische Abgrenzung von der eigenen Mutter sind Themen dieser Therapien. Ihre Funktion ist die des Heranführens an eine andere Art von Autonomie (über die Bemutterung durch die Therapeutin), was ein typisch modernes Therapieziel darstellt.

Betrachtet man allerdings die biographische Basis dieser Konstruktionen, dann wird man etwas schwankend in der Beurteilung der immer wieder auftauchenden »Loch«-Metapher und ihrer Abkömmlinge. Tatsächlich ist natürlich meist die Mutter die Spenderin der ersten Nahrung, und – wie eine Spezialistin für eßgestörte Kleinstkinder beim Interview erzählte – diese ersten Fütterungsaktionen können für die geglückte oder gestörte Nahrungsaufnahme des Kindes von großer Bedeutung sein. Es liegt nahe, in diesem ersten »Kampf« mit der nahrungsspendenden Mutter eine Vorform des späteren Kampfes mit der

Nahrung zu sehen und Nahrung mit der Mutter in Beziehung zu setzen. Allerdings finden wir längst nicht in allen Familien Eßgestörter irgendeine frühe Störung gerade der Nahrungsaufnahme. Es bedarf wiederum vieler Symbolisierungen, um hier doch noch Verbindungen zu schaffen, die die Metapher »Mutter = Nahrung = Lochstopferin« aufrechterhalten.

Das Loch und die Sexualität

Da Eßgestörte überwiegend Frauen sind, kann das »Loch« sehr konkretistisch gleichgesetzt werden mit dem weiblichen Sexualorgan. Dies wird auch – ungeachtet der Tatsache, daß es ja auch einige männliche Eßgestörte gibt – ausgiebig getan. Das Essen bedeutet also nicht nur die Hineinnahme der Mutter, sondern auch die Hereinnahme des Gliedes, das Angefülltwerden mit männlichem Samen. Die psychoanalytische Treibkraft ist dabei die »Verschiebung vom Genitalen ins Orale«.

Schon bei Fenichel (1975) finden wir in bezug auf die Anorektikerin diese Gleichsetzung angedeutet. Es ist von der »Einverleibung« der Nahrung als Sexualakt die Rede, die verschmähte Nahrung werde als (gefürchteter) »Penis« angesehen. Bei Schulte et al. (1990) heißt es: »... das Schlingen und Stopfen, das unbewußte Schwangerschaftsphantasien ausdrückt ... Das Rein und Raus in der großen Höhle des Bauches läßt viel Spielraum für mehr oder weniger unbewußte Phantasien des Geschlechtsverkehrs.« Hoffmann und Hochapfel (1991) drücken es folgendermaßen aus: »... deutliche Parallelen zum Essen in Form des Insichhineinnehmens von Glied und Samen und das Dickwerden durch Schwangerschaft.« »Die Ängste, die andere Frauen davor haben, penetriert zu werden oder schwanger zu werden, bestehen hier gegenüber der Nahrungsaufnahme.« Schon Rado, der Psychoanalytiker der ersten Zeit, sprach ja im Zusammenhang mit Süchten vom »oralen Orgasmus«. Das Thema wird deutlich weiter gefaßt: Essen im Bett als Annäherung an die Intimität der Sexualität, das Finger-in-den-Mund-Stecken als Pendant zur Onanie etc. Die psychoanalytische Begrifflichkeit (»Verschiebung als Abwehrmechanismus«) liefert hier den logischen Transfer.

Auch diese Phänomene zeigen nicht unbedingt, daß Eßstörung und Sexualität in einem engen und eindeutigen Zusammenhang stehen. Die Befragung der sechs erfahrenen Therapeutinnen ergab in diesem Bereich sehr vielfältige und unterschiedliche Antworten. Daß Anorektikerinnen keine Frauen sein wollen, ist zwar oft ziemlich phänomennah deutlich (und auch dem Bewußtsein meist zugänglich), bei den Bulimikerinnen und den Adipösen aber ist die Beweislage schon schwieriger.

Es wird denn auch sehr Unterschiedliches berichtet über die gelebte oder fantasierte Sexualität der Eßgestörten. Da wird von Bulimikerinnen erzählt, die frigide sind und sich als »reine Engel« fantasieren, von solchen, die promiskuitiv leben, und auch von solchen, deren Sexualität unauffällig ist. Manche Bulimikerin scheint in betonter Weise ihre Weiblichkeit zu stilisieren, eine andere gibt sich burschikos und eher geschlechtsneutral. Wenngleich Orgasmusfähigkeit, wie manche berichten, durchaus erreicht werden kann, ist die Hingabefähigkeit oft gestört. Der sexuelle Mißbrauch in der Kindheit wird von manchen Therapeutinnen betont, von anderen eher als ein mögliches Randphänomen oder als Verschleierung der Tatsache gesehen, daß es sich um nichtsexuelle Gewalterfahrungen handelt. Adipöse Frauen wollen Männer durch ihr Fett» abschrecken«. Einige wollen aber auch »hundertprozentig richtige Frauen« sein. Sie sind oft imstande, sich den Wünschen des Partners völlig unterzuordnen. Andere wiederum fühlen sich in ihrer Autonomie eingeschränkt und bevorzugen Selbstbefriedigungspraktiken.

Das Spektrum scheint sehr groß. Wenn auch allgemein betont wird, daß die Sexualität Eßgestörter gestört sei, so wird doch die spezielle Art der Störung recht unterschiedlich beschrieben. Die auf den ersten Blick eingängige Formulierung, daß das »Loch« (= Sexualorgan) mit Nahrung statt mit dem gefürchteten Penis gestopft werden müsse, läßt sich nicht aufrechterhalten, wenn man von den tatsächlichen Phänomenen ausgeht. Wiederum müssen Verallgemeinerungen die Metapher schlüssig machen. Drückte man es »alltagspsychologisch« aus, dann würde man etwa sagen: Mit dem Loch ist irgend etwas nicht in Ordnung, das Reinstopfen ist in irgendeiner Weise gestört – und sei es nur in der Phantasie. Aber der Bezug von der konkret erlebten Eßstörung zur konkret praktizierten Sexualität ist uneindeutig. Sehr oft ist die Metapher nicht stimmig. Ganz besonders deutlich wird dies natürlich, wenn man die Eßstörungen von Männern in Betracht zieht.

Allgemeine Überlegungen

Freud hat etwas, das sonst Domäne der Dichter war, gesehen und wissenschaftlich präzise erforscht: die Tatsache, daß Menschen psychische Gegebenheiten symbolisch darstellen – und das, auch ohne darum zu wissen. Daß er recht vorsichtig damit umgegangen ist, wenn es um Allgemeines ging, ist bekannt. So hat er allgemein »übliche« Symbole (zum Beispiel im Traum) zwar anerkannt, auch öfter benannt, jedoch immer wieder davor gewarnt, solche Symbole prima vista und vulgärpsychologisch als feststehend zu betrachten. Wichtiger war ihm die Rückführung auf die spezielle und private Lebensgeschichte des einzelnen, weshalb der von ihm berichtete Ausspruch:»Eine Zigarre kann auch eine Zigarre bedeuten« nie vergessen werden sollte.

Die Psyche setzt also zweifelsohne häufig zwei verschiedene Dinge gleich und bearbeitet sie auch in einer Weise, als ob sie dasselbe wären. Jedoch tut die Psyche dies auf die ihr eigene Art, mit sehr individuellen Konnotationen. Natürlich hat jeder Kulturkreis seine kollektiven Symbolisierungsmöglichkeiten (vermutlich gibt es sogar, wie Jungs Archetypenlehre behauptet, überkulturelle Konnotationen), aber verlassen kann man sich darauf im Einzelfall nicht.

Die Deliteralisierung der Metaphern in den Büchern und Gedanken der Psychoanalytiker muß davon bestimmt sein, daß sie sich – entlang den Phänomenen – an die Realität herantasten. Die eingängige Vorstellung, es sei ein »Loch« zu füllen, was eigentlich etwas anderes bedeutet, wird, wie man sehen kann, längst nicht von allen Biografien und Krankengeschichten gestützt. Geraten phänomenfremde Metaphern in die Vorstellungswelt des Patienten, könnte Verwirrung entstehen, weil die nicht erlebte Metapher nur allzuleicht zu einem nur-intellektuellen Spiel verführt, bei dem sich nichts ändert.

Es kann nicht übersehen werden, daß gerade bei den als »frühe Störungen« eingestuften Phänomenen die Ätiologie meist recht uniform und abstrahierend beschrieben wird. Abhängigkeits-Autonomie-Konflikte, eine unbefriedigende Beziehung zur Mutter, Angst und Sehnsucht in bezug auf Symbiose – das alles sind, folgt man den recht gleichlautenden Lehrbüchern, die »Ursachen« sowohl für Neurodermitis als auch für Alkoholabhängigkeit, Asthma, Fernsehsucht oder eben Bulimie. Daß Probleme mit der Sexualität und/oder schwierige Beziehungen zur Mutter vorherrschen, läßt sich aber ebenso als ein ubiquitäres Phänomen psychisch Gestörter einstufen wie die allgegenwärtige Schwierigkeit, sich in Beziehungen richtig einzulassen. Vieles davon wird in soziologisch-psychoanalytischen Arbeiten (z. B. Lasch, 1979) als Ausdruck der modernen Verfassung des Menschen ganz allgemein dargestellt.

Die gängigen Eßmetaphern sind aber natürlich nicht nur im intimen Raum der Therapie allgegenwärtig, sondern auch schon seit langem im Alltagsbewußtsein. Der »Kummerspeck« genießt weithin einen erfreulichen Ruf. Das »Essen statt Liebe«-Thema wird publikumsträchtig in Filmen, TV-Spots und Büchern verbreitet (z. B. Boyle, Willkommen in Wellville). Diese Verallgemeinerung von Metaphern ist ein wichtiges Vehikel der Diskursivierung. In unserer psychologiekundigen Zeit wirken diese Metaphern sehr stark, auch auf den einzelnen. Es ist zu fragen, ob sich nicht auch auf diesem Weg eine ganze Reihe von Eßstörungen bilden: Wo früher der Ausweg aus einer inneren Problemlage in anderen

Formen gesucht wurde (zum Beispiel in den halluzinatorischen Verzückungen der Heiligen), bietet sich über die bekannte Metapher vom Essen als Ersatzbefriedigung (für Liebe, für Sex) ein neuer Weg an. Das Essen ist sicherlich etwas so Basales (Freud hat dabei neben der Defäkation und der genitalen Vereinigung einen wichtigen Fixpunkt getroffen), daß es sich ganz besonders gut zur Diskursivierung und damit auch zur Metaphorisierung eignet. Damit aber ist es auch gut geeignet zur Darstellung seelischer Nöte.

Die jeweilige, historisch gewachsene Metaphernwelt aber ist das Zentrum des psychischen Erlebens. Was wir im großen Strom des seelisch bewußten und unbewußten Erlebens hervorheben, ist geprägt von diesem Kosmos der gerade gängigen Metaphern.

Was von Devereux als »ethnische Störung« bezeichnet wurde, findet hier seinen Platz. Die über entsprechende Metaphern verbundenen Fantasien über den Zusammenhang von »Essen – mütterlicher Liebe – Sexualität« produzieren diesen Zusammenhang immer wieder aufs neue. Ob er »stimmt« oder nicht, kann nicht geklärt werden. Es ist hier wie mit der Frage nach dem Ei oder der Henne als Erstprodukt. Wichtiger ist, daß es diesen Zusammenhang als ein allgemeingültiges Metaphernsystem gibt und daß er daher als Ausdrucksfeld für eine Reihe von in sich offensichtlich heterogenen Phänomenen »geeignet« ist. Wo sich eine Adipöse mit Heißhungeranfällen als »sexuell liebeshungrig« bestimmt, da ist eben tatsächlich der Platz geschaffen für den Ausdruck ihrer unbefriedigten Sehnsucht durch das Essen. Aber auch diejenige, die ihre Mutter haßt, kann sich der Nahrung verweigern oder sie besonders gierig (als Ersatzbefriedigung) verschlingen. Die Nahrungsaufnahme bietet also ein großes symbolisches Terrain für unterschiedlichste Probleme, sofern sie als ein bedeutendes Feld entdeckt und problematisiert wird.

Die Aussagen der Betroffenen

Natürlich finden wir auch bei den unter Eßstörungen Leidenden selbst eine dem Arsenal der Psychopathologie entnommenen Palette von Kategorien, mit denen sie ihr Leiden und dessen Ursachen beschreiben. Interviews mit Bulimikerinnen und/oder Adipösen, die wir in universitären Projekten geführt haben, zeigen viele Eigentümlichkeiten, die auf den Diskurs über das Essen und den Körper ganz allgemein zurückzuführen sind.

Am auffallendsten ist das permanent vorhandene schlechte Gewissen beim Thema »Essen und Gewicht«. Was wir bei weiblichen Normalessern in gemäßigter Form vorfinden, zeigt sich bei den Alternativessern schon in wesentlich ausgeprägterer Weise. Die Eßgestörten treiben es auf die Spitze. Es ist die Überspitzung von allgemeinverbindlichen Normen, die kaum je für längere Zeit einzuhalten sind, daher für dauernde innere Unruhe sorgen und den Eßgestörten das Gefühl vermitteln, sie seien unverbesserliche Sünder.

So wie in anderen kulturellen Zusammenhängen die Sexualität als beständige Bedrohung den einzelnen quälen konnte und daher als Thema omnipräsent war, so ist zur Zeit das Thema des permanent drohenden Gewichtsanstiegs durch allzu üppiges Essen für viele Menschen (vor allem Frauen) bedrängend und überwältigend.

Die gesteigerte Beschäftigung mit dem Essen (als Individualisierungsphänomen zu begreifen und anfangs meist nichts anderes als das, was gerade noch als »normal« angesehen wird) gerät manchen Frauen, wenn sie unter Spannung stehen, zum einseitig eingeschränkten Feld, das nun die gesamten Individualisierungsbestrebungen alleine tragen muß. Für nichts anderes ist noch Zeit und Raum.

Hört man akut Eßgestörte über ihre Neurose sprechen, dann fällt zuerst einmal die Uniformität der Beschreibungen auf. Offensichtlich engt die Neurose so sehr ein, daß gerade die erstrebte Individualität nicht mehr erreicht werden kann. Alle erzählen Ähnliches: die innere Unruhe, die dem Eßanfall vorausgeht, die Unzufriedenheit mit sich selbst, der Streß, die Einsamkeit, das Gefühl, sich selbst nicht leiden zu können, die inneren Kämpfe, die dem Ausräumen des Kühlschranks vorausgehen. Dann – sozusagen als erlösender Gedanke – die Idee, »heute noch einmal, nur noch ein letztes Mal vor der endgültigen Diät« – eine ordentliche Menge zu essen.

Das gesamte Erleben dreht sich nur noch um eines: das Essen. Man erwägt verschiedene Nahrungsmittel. Oft wird zuerst die kalorienmäßig gesunde Nahrung einverleibt. Es folgen kalorienreichere Nahrung, dann wahre Kalorienbomben. Häufig wird zunächst noch davon ausgegangen, man könne den Prozeß stoppen. Irgendwann ist aber klar: Es geht nicht mehr, das Schicksal nimmt unaufhörlich seinen Lauf. Geübte Bulimikerinnen wissen, daß dann unweigerlich die Brechphase kommt, das beruhigt. Eßsüchtige ohne Brechanfall haben diesen Ausweg nicht, sie leiden ohne Erlösung. Aber auch »freßfreie« Tage sind meist nicht normal strukturiert. Man steht in einem fast unablässigen Kampf: Jederzeit kann der Damm brechen. Vorsorglich werden die möglichen und erlaubten Nahrungsmittel schon am Morgen überlegt. Man ist äußerst zufrieden, wenn das Essen einer normalen – möglichst kalorienarmen – Portion gelingt. Dann aber wiederum die Versuchung: Ob man sich nun als Belohnung nicht doch noch etwas gönnen könnte? Ein einziges Stück Schokolade? Oder als Abschluß ein paar Erdnüsse? Die entsetzlich quälende Suchtspirale dreht sich immer wieder von neuem. »Ich hänge da drin wie der Hamster im Laufrad«, sagt eine unserer Inteviewpartnerinnen.

Die »Reinigung« über das Erbrechen oder gegebenfalls über Laxanzien ist zwar eine vordergründige Lösung, aber sie zieht wiederum viele Probleme nach sich. Manche sind zwar erst einmal rundum froh, nun alles »Unreine«, was das Essen für sie bedeutet, wieder von sich gegeben zu haben. »Das ist wie eine reinigende Kur«, »Ich fühle mich dann entspannt und rundum froh«, »Wie ein Orgasmus« – so lauten manche Aussagen. Manche werden aber schon im Badezimmer von Gewissensbissen gequält: die Demütigung durch den Geruch, die sitzend-hockende Stellung vor der Toilettenschüssel, der eklige Geschmack im Mund ... Man möchte sich vor sich selbst verkriechen.

Dennoch ist man auch froh, diesen Ausweg gefunden zu haben, das ganz Intime der Situation wird auch genossen. »Irgendwie ist das Klo dann mein Bereich, da bin ich ganz bei mir selbst ... Entsetzlich, wenn einer stören würde ...«

So gleichförmig sich all dies in den Beschreibungen liest: Jede einzelne Frau hat das Gefühl, hier eine ganz besondere Form der Identitätsstiftung vorzunehmen, etwas, was »nur ihr« gehört. So abscheulich sie sich meist in ihren Eß-/Brechanfällen findet: Es hat auch etwas von »Sich-selbst-Begegnen« an sich. »Dann kommt so eine große Ruhe, so ein Gefühl von Gereinigt-Sein.« »Ich schlafe dann so beruhigt ein wie ein Säugling.«

Auch während des Eßanfalls kann dieses Gefühl von Intimität schon auftreten. Allerdings wird es meist überlagert von Hektik und dem krampfhaften Suchen nach neuen Nahrungsmitteln.

Welche Ursachen schreiben die Frauen aber ihrem Leiden zu?

Auffallend selten wird die von der Neurosenlehre favorisierte Deutung der unerfüllten Sexualität thematisiert. Sehr viel häufiger kommt die »böse Mutter« ins Spiel. Es werden viele Geschichten über die schwierige und mißglückte Ablösung vom Elternhaus produziert, es gibt viel zu erzählen über vollstopfende Mütter, die ihre Töchter mit Essen besänftigen wollten und damit ihr mangelndes Verständnis und ihre fehlende Liebe kompensierten. Auch Väter rücken ins Blickfeld (seltener zwar, aber hin und wieder doch): Sie haben die Heranwachsende kritisiert, sie haben törichte Bemerkungen über ihre Figur gemacht oder waren ganz allgemein unzufrieden mit den Erfolgen der jungen Mädchen. Dies sind die angegebenen Ursachen für die vielen Spannungszustände, die man mit dem Essen bekämpft, für Depressionen und Gefühle der Einsamkeit. Es ist, kurz gefaßt, die ganze umfangreiche Liste der neurotischen Elendszustände, die angegeben werden, um zu erklären, weshalb man immer wieder zum Suchtmittel Essen greift.

Auch Magersüchtige (Gerlinghoff 1985) verweisen auf die Familiendynamik. Auch hier dominiert offensichtlich das gestörte Verhältnis zur Mutter. Wir finden kaum etwas ganz Spezifisches, das nur und ausschließlich für die Eßgestörten bestimmend ist.

Das Phantasma des immer dicker werdenden Körpers beherrscht das Denken und Verhalten der Eßgestörten. Nahrung wird permanent kategorisiert. Nach Kalorienzahl, Fettgehalt und Ballaststoffen werden die einzelnen Nahrungsmittel gefühlsmäßig aufgeladen. »Da habe ich diesen Döner gegessen das war ganz fantastisch, ich habe schon lange keinen mehr gegessen und das ist ja auch ganz reines Fleisch, das konnte ich mir gönnen. Aber irgendwie war es dann doch nicht das richtige, weil ... Ich weiß nicht, das Fladenbrot ist ja doch auch irgendwie fett, kommt mir vor ... Und diese widerlich fette Wurst, die ich da gegessen habe ... Es war ganz wunderbares Naturjoghurt, ganz ohne Zusätze, ziemlich kalorienarm.«

Fast nichts davon ist dem »Normalesser« ganz unbekannt. Jeder kennt diese Art von Überlegungen, die bei den Alternativessern bekanntlich noch ein wenig krasser ausfallen.

Die Gleichsetzung von Essen mit Liebe, Wärme, Geborgenheit; die Gleichsetzung von Erbrechen mit Reinigung und Selbstbegegnung – also eine höchst konkretistische Metaphorisierung des Essens (bzw. des Erbrechens) wird bei den Eßgestörten nicht deliterarisiert. Es wird so getan, als handele es sich wirklich um die gleichen Entitäten. Alternativesser – auch wenn sie früher eßgestört waren – haben diesen Prozeß der Metaphorisierung in anderer Weise strukturiert – und dies bedeutet gerade für die ehemals Eßgestörten eine höchst konstruktive Leistung. Auch sie belegen das Essen und bestimmte Nahrungsmittel mit vielen Metaphern. Ihre Leistung besteht aber darin, daß sie nicht im konkret individuellen Rahmen stehengeblieben sind, sondern zu einem höheren Grad an Allgemeingültigkeit gefunden haben. Ihr Eßverhalten wird zu einem akzeptablen Lebensstil. Man könnte auch von Sublimierung sprechen. Die Nahrungsaufnahme als Ausdruck von Moral und Auserwähltheit zu begreifen mag zwar manchem Normalesser recht seltsam erscheinen. Die Zähigkeit, mit der manche Alternativesser an ihrem Eßprogramm festhalten, erinnert auch immer wieder an die Starrheit der Eßgestörten, vor allem der Magersüchtigen, und läßt die Grenzen zur Eßstörung ja auch immer wieder fließend erscheinen. Der Unterschied liegt aber eben darin, daß genau jene konkretistische Gleichsetzung von Essen mit den ganz individuellen seelischen Bedürfnissen zugunsten einer etwas elastischeren Strategie, mit dem Problem des Essens umzugehen, gelockert wird. Sublimierung besteht darin, daß die inneren Konflikte in einer Art und Weise ausagiert werden, die als gesellschaftlich wertvoll angesehen wird. Für viele Überlegungen und Handlungsweisen der Alternativesser läßt sich dies ohne weiteres behaupten. Man könnte allerdings sagen, daß der Grad des Neurotizismus bei den Alternativessern daran zu erkennen ist, ob sie ihr Eßverhalten auch ab und zu einmal aufgeben können. In dem Maß, in dem ein Stück Torte, ein Happen Fleisch oder Fisch u. ä. nicht mehr als Tabubruch und Sünde erlebt wird, ist der Alternativesser frei von den zwanghaften Einengungen der Eßgestörten.

Schlußbemerkungen

Dieses Buch könnte natürlich noch vielfältig ergänzt werden. Der Diskurs über das Essen wäre um einige wichtige Aspekte zu erweitern, zum Beispiel um die Analyse der Kochbücher und der wichtigen Frauenzeitschriften in bezug auf das Essen, um belletristische und künstlerische Darstellungen von Frauenschönheit und um die wichtige Analyse der Werbung. Letztere erscheint im Hinblick auf das Körperideal und die Darbietung der Nahrung interessant.

Daß wir diese Quellen nicht benutzt haben, kann nur damit entschuldigt werden, daß die Beschaffung und die Auswertung des empirischen Materials schon so aufwendig waren, daß wir meinten, das Erreichte darstellen zu müssen, ohne nochmals einige Jahre vergehen zu lassen. Wir hoffen aber, daß es uns auch mit dem vorliegenden Material gelungen ist, eine klare Linie aufzuzeigen. Die Beschreibung des Feldes mit den modernen Normen zur Ernährung und Schlankheit, den religiös zu nennenden Heilslehren der Alternativesser und schließlich den Problemen derjenigen, die das Feld des Essens ausgewählt haben, um ihre persönlichen inneren Spannungen darzustellen, scheint uns der auf einer Linie liegenden Problematisierung des Ernährungswesens gerecht zu werden.

Der Titel des Buches »Essen ist keine Sünde« verdeutlicht, daß der Diskurs über das Essen von so vielen einander widersprechenden und dennoch strengen Regeln durchzogen ist, daß Übertretungen immer wieder vorkommen müssen. So können verschiedenste Schuldgefühle auf das Essen projiziert werden. Dicksein ist sündig, Kranksein ist sündig – beides aber hängt mit dem Essen zusammen. Also ist auch das Essen dauernd bedroht von der allgegenwärtigen Gefahr des Sündigens. Könnte man endlich ganz richtig, ganz »rein« und »leicht« essen, dann wäre der Sündenfluch weg. Dies aber ist kaum möglich. In den Seelenqualen der Eßgestörten spiegelt sich die Qual des ewigen armen Sünders in ganz besonders krasser Weise wider. Natürlich bedarf es noch besonderer Auslöser und spezieller Biografien, bis eine (neuerdings auch einer) die Qual des sündigen Essens auf die Spitze treibt. Ansatzweise kennen die meisten Menschen die Gefahr. Als Versuchung ist der von Heißhunger angetriebene Eßanfall den meisten Menschen bekannt. Viele kennen auch das beklemmende Gefühl des vollen Bauches, den ekelerregenden Anblick ihrer Bauchfalten, verbunden mit dem ewigen »mea culpa«.

Daß in einer Zeit brüchiger Identitätskonzepte das Essen zur Stabilisierung der Identität beitragen kann, ist eine der vielen Widersprüchlichkeiten dieses Feldes. Man kann über das (falsche) Essen in eine grauenvolle Identitätskrise stürzen. Das richtige Essen kann wiederum zum Heilsfaktor werden. Immer und überall lauern Gefahren – bei den Eßgestörten fast Tag und Nacht, bei anderen Menschen in immer wieder neuen Schüben von Versuchung, Fall und Standhaftigkeit.

Danksagung

Wir danken an erster Stelle Herrn Dipl. Psych. Bertolt Stein für seine umfassende Hilfe. Er hat viel Zeit und Energie für dieses Buch verwendet.

Die folgenden Personen haben ihm im epidemiologischen Projekt zur Seite gestanden: Daniela Keßner, Yvonne Kowollik, Patricia Lück und Ulrike Plogstieß.

Viel Anregung haben wir im Rahmen des studentischen Projektes über »Soziale Repräsentation des Essens« im WS 1993/94 und SS 1994 von den folgenden StudentInnen bekommen: René Bilgenroth, Frauke Bruysten, Hedwig Deitermann, Alexandra Döring, Stephan Dörner, Birgit Klöhn, Peggy Martischewsky, Marion Rieg, Kerstin Rinas, Ina Schmidt, Kerstin Schmidt, Matthias Ssykor, Elke Stammer, Anke Steinhage, Katharina-Susanne Steiniger, Julia Tomsic und Ursula Wagner.

Ihnen allen sind wir zu Dank verpflichtet.

Literatur

Ackerknecht, E. H. (1963). Geschichte und Geographie der wichtigsten Krankheiten. Stuttgart: Ferdinand Enke Verlag.

Ackerknecht, E. H. (1970). Therapie von den Primitiven bis zum 20. Jahrhundert. Stuttgart: Enke Verlag.

Ackerknecht, E. H. (1977). Geschichte der Medizin. Stuttgart: Enke Verlag.

Aihara, H. (1988). Säuren und Basen. Mahajiva.

Ariès, P., Duby, G. (Hrsg.) (1989 bis 1993). Geschichte des privaten Lebens. Bd. 1 bis 5. Frankfurt: S. Fischer.

Aron, J.-P. Der Club der Bäuche. Stuttgart: Klett-Cotta.

Baas, J. H. (1895). Die Geschichtliche Entwicklung des ärztlichen Standes und der medicinischen Wissenschaften. Wiesbaden: Dr. Martin Sändig oHG.

Baer, J. (1912). Fettsucht. In: Mohr, L., Staehelin, R. (Hrsg.): Handbuch der inneren Medizin, 1. Aufl., 4. Bd. Berlin: Verlag von Julius Springer.

Bahner, F. (1955). Fettsucht und Magersucht. In: Bergmann, G. v., Frey, W., Schwiegk, H. (Hrsg.): Handbuch der inneren Medizin, 4. Aufl., 7. Bd, 1. Teil. Berlin: Springer Verlag.

Bahner, F. (1964). Über die Ursachen der Fettleibigkeit. Der Internist 4, S. 152–159.

Banting, W. (1864). Letter on Corpulence, Addressed to the Public. London: Harrison.

Bataille, G. (1967). Gilles de Rais. Hamburg: Merlin.

Battegay, R. (1982). Hungerkrankheiten. Bern: Huber.

Baumann, Z. (1995). Identitätsprobleme in der Postmoderne. Vortrag, gehalten auf dem 3. Kongreß der Neuen Gesellschaft für Psychologie in München am 3.3.1995.

Baumgartner, H. M., Rüsen, J. (Hrsg.) (1982). Seminar: Geschichte und Theorie. Umrisse einer Historik. Frankfurt/M.: Suhrkamp.

Bergmann, G. v., Stroebe, F. (1927). Die Fettsucht. In: Oppenheimer, C. (Hrsg.): Handbuch der Biochemie des Menschen und der Tiere, 2. Aufl., 7. Bd. Jena: Verlag von Gustav Fischer.

Bernhardt, H. (1955). Fettleibigkeit. Stuttgart: Ferdinand Enke Verlag.

Bertram, F. (1939). Die Grundlagen der neuzeitlichen Ernährung des deutschen Menschen. Leipzig: Georg Thieme Verlag.

Bick, M. (Hrsg.) (1980). Warum sollen wir Dicken uns dünne machen? Klage gegen den Schlankheitsterror. Frauen schreiben auf. Reinbek: Rowohlt.

Bircher-Benner, M. (1932). Nährschäden in Wort und Bild. Bruchstücke aus dem

Schuldkonto der derzeitigen Ernährung der zivilisierten Nationen. Basel: Wendepunkt-Verlag.

Blanchot, M. (1987). Michel Foucault vorgestellt von Maurice Blanchot. Tübingen: edition diskord.

Bleuler, M. (1952). »Psychosomatik« der Fettsucht. Helvetica Medica Acta 19, S. 293–308.

Böhme, G. (1985). Anthropologie in pragmatischer Hinsicht. Frankfurt: Suhrkamp.

Brackert, H. (1993). An der Tafel des König Artus – Das höfische Mahl im hohen Mittelalter. In: Schultz, U. (Hrsg.): Speisen – Schlemmen – Fasten, Frankfurt: Insel.

Braudel, F. (1987). Die Welt des Mittelmeeres. Frankfurt: Fischer.

Brillat-Savarin, J. A. (1984; Reprint von 1865). Physiologie des Geschmacks oder Physiologische Anleitung zum Studium der Tafelgenüsse. Wien–Köln–Graz: Verlag Hermann Böhlaus Nachf.

Bruch, H. (1973). Eating Disorders. Obesity, Anorexia nervosa, and the Person Within. New York: Basic Books.

Buchanan, C., Sedgbeer, S. (1985). Dick ist sexy. Berlin: Ullstein.

Buchholz, M. (1993). Metaphernanalyse. Göttingen: Vandenhoeck & Ruprecht.

Bumke, O. et al. (Hrsg.) (1931). Handwörterbuch der psychischen Hygiene und der psychiatrischen Fürsorge. Berlin und Leipzig: Verlag von Walter de Gruyter & Co.

Burke, P. (1985) Die Renaissance in Italien. Sozialgeschichte einer Kultur zwischen Tradition und Erfindung. Berlin: Wagenbach.

Camporesi. P. (1990). Das Brot der Träume. Frankfurt: Campus.

Carveth, D. L. (1993). Psychoanalysis and social theory. The Hobbesian Problem revisited. Psychoanal. Contmp. Thought 7, S. 43–98.

Clauser, G. (1958). Biographie und Klinik der Adipositas. Stuttgart: Ferdinand Enke Verlag.

Clauser, G., Spranger, J. (1957). Hinweise auf die Ätiologie der Fett- und Magersucht aus Volkstum, Kunst, Medizingeschichte und Wissenschaft. Münchener Medizinische Wochenschrift 99, S. 53–58.

Coché, J. (1985). Diagnose und Behandlung adipöser Patienten. In: Brackhoff, J. (Hrsg.): Eßstörungen. Ambulante und stationäre Behandlung. Freiburg: Lambertus-Verlag.

Davis, N. Z. (1987). Humanismus, Narrenherrschaft und die Riten der Gewalt. Gesellschaft und Kultur im frühneuzeitlichen Frankreich. Frankfurt/M.: Fischer.

Deleuze, G. (1987). Foucault. Frankfurt/M.: Suhrkamp.

Devereux, G. (1984). Angst und Methode in der Verhaltenswissenschaft. Frankfurt: Suhrkamp.

Diamond, H., Diamond, M. (1985). Fit fürs Leben. München: Goldmann.

Ditschuneit, H., Wechsler, J. G. (Hrsg.) (1980). Möglichkeiten und Grenzen der Adipositastherapie. Baden-Baden: Verlag Gerhard Witzstrock.

Dolto, F. (1987). Das unbewußte Bild des Körpers. Weinheim – Berlin: Quadriga.

Dreyfus, H. L., Rabinow, P. (1987). Michel Foucault. Jenseits von Strukturalismus und Hermeneutik. Frankfurt/M.: Athenäum.

Duby, G. (1986). Wirklichkeit und höfischer Traum. Zur Kultur des Mittelalters. Berlin: Wagenbach.

Duerr, H. P. (1988). Nacktheit und Scham. Frankfurt/M.: Suhrkamp.

Ebstein, W. (1882, 8. Aufl. 1904). Die Fettleibigkeit (Korpulenz) und ihre Behandlung nach physiologischen Grundsätzen. Wiesbaden: Verlag von J. F. Bergmann.

Edding, C. (1980). Die dünne Frau im Kopf. In: Bick, M. (Hrsg.): Warum sollen wir Dicken uns dünne machen? Reinbek: Rowohlt.

Elias, N. (1969). Über den Prozeß der Zivilisation. Bd. 1 u. 2. Frankfurt/M.: Suhrkamp.

Elsholtz, J. S. (1984) Diaeteticon. Leipzig: Dr. Richter Verlag.

Engelhardt, D. v. (1993). Von der Stilistik des ganzen Lebens zum Haferschleim – Das 19. Jahrhundert als Wendepunkt in der Geschichte der Diätetik. In: Schultz, U. (Hrsg.): Speisen Schlemmen Fasten. Frankfurt: Insel.

Ernährungsbericht 1976 (1976). Hrsg. von der Deutschen Gesellschaft für Ernährung e.V. Frankfurt/M.

Ernährungsbericht 1984 (1984). Hrsg. von der Stiftung Verbraucherinstitut. Berlin.

Eulner, H.-H. (1976). Die Lehre von der Ernährung im Universitätsunterricht. In: Heischkel-Artelt, E. (Hrsg.): Ernährung und Ernährungslehre im 19. Jahrhundert. Göttingen: Vandenhoeck.

Febvre, L. (1988) Das Gewissen des Historikers. Berlin: Wagenbach.

Fellinger, K. (1939). Die Fettleibigkeit. Klinik, Pathologie und Therapie. Berlin und Wien: Urban & Schwarzenberg.

Fenichel, O. (1975). Psychoanalytische Neurosenlehre, Bd. I–III. Olten: Walter Verlag.

Ferber, Chr. v. (1973). Modelle für eine sozialmedizinische Untersuchung des Ernährungsverhaltens. In: Deutsche Forschungsgemeinschaft (Hrsg.): Medizinische Epidemiologie und Sozialmedizin.

Feuchtinger, O. (1946). Fettsucht und Magersucht. Stuttgart: Ferdinand Enke Verlag.

Fischer, A. (1933). Geschichte des deutschen Gesundheitswesens, Bd. 1 u. 2. Berlin: Kommissionsverlag F. A. Herbig.

Flemyng, M. (1769). Abhandlung von der Natur, Ursache, und Heilung der übermäßigen Fettigkeit des Körpers. Mit zwei merkwürdigen Krankengeschichten erläutert.

Fletcher, H. (1911). Die Eßsucht und ihre Bekämpfung. Dresden: Verlag von Holze & Pahl.

Foucault, M. (1976). Die Geburt der Klinik. Eine Archäologie des ärztlichen Blicks. Berlin: Ullstein.

Foucault, M. (1977). Sexualität und Wahrheit. Der Wille zum Wissen. Frankfurt/M.: Suhrkamp.

Foucault, M. (1977b). Überwachen und Strafen. Die Geburt des Gefängnisses. Frankfurt/M.: Suhrkamp.

Foucault, M. (1978a). Nietzsche, die Genealogie, die Historie. In: Foucault, M.: Von der Subversion des Wissens. Berlin: Ullstein.

Foucault, M. (1978b). Dispositive der Macht. Berlin: Merug.

Foucault, M. (1986). Der Gebrauch der Lüste. Sexualität und Wahrheit 2. Frankfurt/M.: Suhrkamp.

Foucault, M. (1987). Das Subjekt und die Macht. In: Dreyfus, H. L., Rabinow, P., Foucault. M.: Jenseits von Strukturalismus und Hermeneutik. Frankfurt/M.: Athenäum.

Freyberger, H., Strube, K. (1962). Zur Psychosomatik und Psychotherapie der Fettsucht. Dtsch. med. Wschr., Nr. 43, S. 2199–2203.

Freidson, E. (1979). Der Ärztestand – Berufs- und wissenschaftssoziologische Durchleuchtung einer Profession. Stuttgart: Enke.

Fuchs, E. (o. J.). Illustrierte Sittengeschichte. Bd. 1-3. Berlin: Verlag Klaus Guhl.

Gente, H.-P. (Hrsg.) (1970). Marxismus Psychoanalyse Sexpol 1. Frankfurt/M.: Fischer.

Gente, H.-P. (Hrsg.) (1972) Marxismus Psychoanalyse Sexpol 2. Frankfurt/M.: Fischer.

Gerlinghoff, M. (1985). Magersüchtig. Eine Therapeutin und eine Betroffene berichten. München: Piper.

Glatzel, H. (1939). Nahrung und Ernährung. Altbekanntes und Neuerforschtes vom Essen. Berlin: Verlag von Julius Springer.

Glatzel, H. (1941). Fettsucht und Magersucht. In: Bergmann, G. v., Staehelin, R. (Hrsg.): Handbuch der inneren Medizin, 3. Aufl., 6. Bd, 1. Teil. Berlin: Springer-Verlag.

Glatzel, H. (1976). Ernährung – Ernährungskrankheiten – Appetitlosigkeit. München: Urban & Schwarzenberg.

Grafe, E. (1931). Die Krankheiten des Stoffwechsels und ihre Behandlung. Berlin: Verlag von Julius Springer.

Grafe, E. (1958). Ernährungs- und Stoffwechselkrankheiten und ihre Behandlung, 2. Aufl. Berlin: Springer Verlag.

Grell, M. (1982). Anders essen. Hallwagg.

Gries, F. A., Berchtold, P., Berger, M. (1976). Adipositas – Pathophysiologie, Klinik und Therapie. Berlin: Springer Verlag.

Gries, F. A. (1986). Adipositas. In: Hepp, K. D. (Hrsg.): Stoffwechselerkrankungen und Endokrinologie. München: Urban & Schwarzenberg.

Gromus, B., Kahlke, W., Koch, U. (1985). Interdisziplinäre Therapie der Adipositas, Bd. 1. u. 2. Stuttgart: Kohlhammer.

Habermas, T. (1990). Heißhunger. Frankfurt: Fischer.

Hardt, S. (1987). Tod und Eros beim Essen. Frankfurt/M.: Athenäum.

Harris, M. (1988). Wohlgeschmack und Widerwillen – Das Rätsel der Nahrungstabus. Stuttgart: Klett-Cotta.

Heckmann, H. (1979). Die Freud des Essens – Ein kulturgeschichtliches Lesebuch vom Genuß der Speisen, aber auch vom Leid des Hungers. München: Hanser.

Heide, M. (1970). Leibesumfang = Lebensgrenze. Ist unsere Gesundheit gefährdet? Stuttgart: Paracelsus Verlag.

Heinrich, K. (1985). Versuch über die Schwierigkeit, nein zu sagen. Basel – Frankfurt: Stroemfeld/Rotersthen.

Heischkel-Artelt, E. (Hrsg.) (1976). Ernährung und Ernährungslehre im 19. Jahrhundert. Göttingen: Vandenhoeck & Ruprecht.

Hippokrates (1975). In: Rothschuh, K. E. (Hrsg.): Was ist Krankheit? Darmstadt: Wissenschaftliche Buchgesellschaft.

Hirschfeld, F. (1913). Die Ernährung in ihrem Einfluss auf Krankheit und Sterblichkeit. In: Mosse, M., Tugendreich, G. (Hrsg.): Krankheit und Soziale Lage. München: J. Lehmanns Verlag.

Hoffmann, S. O., Hochapfel, G. (1991). Einführung in die Neurosenlehre und psychosomatische Medizin, 4. Aufl., UTB.

Holtmeier, H.-J. (1981). Diät bei Übergewicht und gesunde Ernährung. Stuttgart – New York: Georg Thieme.

Horkheimer, M., Adorno, Th. (1984). Dialektik der Aufklärung. Frankfurt/M.: Fischer.

Hube, I., Hube, F. (1953). Moderne Reform- und Heildiät. Berlin: Falken-Verlag Erich Sicker.

Hufeland, Ch. W. (1796; 5. Aufl. 1823). Makrobiotik oder die Kunst, das menschliche Leben zu verlängern. Berlin.

Jaeger, G. F. (1821). Vergleichung einiger durch Fettigkeit oder colossale Bildung ausgezeichneter Kinder und einiger Zwerge. Stuttgart: J. B. Metzler'sche Buchhandlung.

Jaeggi, E., Klotter, C., Stein, B. (1988). Zur Epidemiologie der Bulimia nervosa in Berlin-West. Forschungsbericht aus dem Institut für Psychologie der Technischen Universität Berlin.

Jaeggi, E. (1989). Das präsentative Symbol als Wirkfaktor in der Psychotherapie oder: der Patient als Künstler, Forum der PsychoA 2, S. 140 – 153.

Jores, A. (1960). Vom kranken Menschen. Stuttgart: Georg Thieme Verlag.

Jüttemann, G. (Hrsg.) (1986). Die Geschichtlichkeit des Seelischen. Der historische Zugang zum Gegenstand der Psychologie. Weinheim: Beltz.

Jüttemann, G. (Hrsg.) (1988). Wegbereiter der Historischen Psychologie. München – Weinheim: Beltz–Psychologie Verlags Union.

Kasper, H., Zang, E. (1978). Übergewicht – Grundlagen und Diätprogramme für Arzt und Patient. München: Urban & Schwarzenberg.

Kiltz, H. (1983). Das erotische Mahl. Szenen aus dem »chambre separée« des neunzehnten Jahrhunderts. Frankfurt/M.: Syndikat/EVA.

Kisch, E. H. (1873). Die Fettleibigkeit der Frauen in ihrem Zusammenhang mit den Krankheiten der Sexualorgane. Prag: Verlag von H. Dominicus.

Kisch, E. H. (1892). Tisch für Fettleibige. Karlsbad: Verlag von Hans Feller.

Kleinspehn, T. (1987). Warum sind wir so unersättlich? Über den Bedeutungswandel des Essens. Frankfurt/M.: Suhrkamp.

Klotter, C. (1988). Bausteine des Menschen. Werner Sombarts Versuch einer geisteswissenschaftlichen Anthropologie. In: Jüttemann, G. (Hrsg.): Wegbereiter der Historischen Psychologie. Weinheim , München: Beltz–Psychologie Verlags Union.

Literatur

Klotter, C. (1989). Die Adipositasforschung im Lichte der Historischen Psychologie. Unveröffentlichte Dissertation, Psychologisches Institut der TU Berlin.

Klotter, C. (1990). Adipositas als wissenschaftliches und politisches System. Heidelberg: Asanger.

Klotter, C. (1993). Der geraubte Körper. Pfaffenweiler: Centaurus.

König, E. (1989). Körper – Wissen – Macht. Berlin: Reimer.

Krieken, R. v. (1991). Gewalt, Selbstdisziplin und Modernität. Psychologie und Geschichte 4, 208 – 221

Krusche, E. (1993). Genuß, Selbsterfahrung und das wissenschaftliche Literaturlesen. In: Wierlacher, A., Neumann, G., Teuteberg, H.J., (Hrsg.); Kulturthema Essen. Berlin: Akademie-Verlag.

Kühne, P. (1985). Lebensmittelqualität und bewußte Ernährung. Verlag freies Geistesleben.

Kunisch (1993). Die Einsamkeit des Körpers an der Tafel. In: Schultz, U. (Hrsg.): Speisen, Schlemmen, Fasten. Frankfurt: Insel.

Labisch, A. (1986). »Hygiene ist Moral – Moral ist Hygiene« – Soziale Disziplinierung durch Ärzte und Medizin. In: Sachße, Ch., Tennstedt, F. (Hrsg.): Soziale Sicherheit und soziale Disziplinierung. Frankfurt/M.: Suhrkamp.

Labisch, A. (1992). Homo hygienicus. Frankfurt: Campus.

Lachnit, V. (1963). Die Fettleibigkeit. Pathogenese, Klinik und Therapie. Wien: Wilhelm Maudrich Verlag.

Langenberg, E. (1967). Zur Geschichte der Fettsuchtsforschung. Leipzig: unveröffentlichte Dissertation.

Langer, S. (1965). Philosophie auf neuem Wege. Frankfurt: Fischer.

Lasch, S. (1979). Das Zeitalter des Narzißmus. München: DTV.

Leber, H. (1903). Die Fettsucht. München: Verlag der „Aerztlichen Rundschau« (Otto Gmelin).

Liebs, E. (1988). Das Köstlichste von Allem. Von der Lust am Essen und dem Hunger nach Liebe. Zürich: Kreuz Verlag.

Liechtenthaeler, Ch. (1982). Geschichte der Medizin, Bd. 1 u. 2. Köln-Lövenich: Deutscher Ärzte Verlag.

Lichtwitz, L. (1926). Fettsucht. In: Bergmann, G. v., Staehelin, R. (Hrsg.): Handbuch der inneren Medizin, 2. Aufl., 4. Bd., 1. Teil. Berlin: Verlag von Julius Springer.

Lippg, R. Z. (1982). Am eigenen Leib. In: Kamper, D., Wulf, Ch. (Hrsg.): Die Wiederkehr des Körpers: Frankfurt: Suhrkamp.

Mattenklott, G. (1982). Der übersinnliche Leib. Beiträge zur Metaphysik des Körpers. Reinbek: Rowohlt.

Meier, Ch. (1993). Opfermahl und Trinkgelage. In: Schultz, U. (Hrsg.): Speisen, Schlemmen, Fasten. Frankfurt: Insel.

Mennell, S. (1988). Die Kultivierung des Appetits. Geschichte des Essens vom Mittelalter bis heute. Frankfurt/M.: Athenäum.

Ministerium des Inneren (Hrsg.) (1915). Die Ernährung im Kriege. Berlin.

Moeller, L. M. (1991). Gesundheit ist eßbar. München: Goldmann.

Montanari, M. (1993). Der Hunger und der Überfluß. München: Beck.

Mosse, M., Tugendreich, G. (Hrsg.) (1913). Krankheit und Soziale Lage. München: J. Lehmanns Verlag.

Nieden, S. z. (1984). Fett? Was ist eine »Idealfigur«. In: Schwarzer, A.:y, Durch Dick und Dünn. Köln: emma Frauen-Verlag.

Nöcker, R. (1992). Lichtkost. München: Heyne.

Noorden, C. v. (1910). Die Fettsucht. Wien und Leipzig: Alfred Hölder.

Noorden, C. v. (1915). Hygienische Betrachtungen über Volksernährung im Kriege. Stuttgart und München: Deutsche Verlags-Anstalt.

Noorden, C. v., Salomon, H. (1920). Handbuch der Ernährungslehre, 1. Bd., Allgemeine Diätetik. Berlin: Verlag von Julius Springer.

Orbach, S (1984). Anti-Diätbuch. Über die Psychologie der Dickleibigkeit, die Ursachen von Eßsucht. München: Frauenoffensive.

Orth, H. (1960). Die Behandlung der Fettleibigkeit in der griech.-röm. Antike. Medizinischer Monatsspiegel, Heft 9, S. 193 – 198.

Paczensky, G. v., Dünnebier. A. (1994). Leere Töpfe, volle Töpfe. München: Knaus.

Petronius (1979). Das Gastmahl des Trimalchio. In: Heckmann, H.: Die Freud des Essens. München: Hanser.

Pilgrim, V. E. (1992) Zehn Gründe, kein Fleisch mehr zu essen. Reinbek: Rowohlt.

Pflanz, M. (1978). Epidemiologische und sozio-ökonomische Aspekte der Adipositas. In: Kasper, H. (Hrsg.): Aktuelle Probleme der klinischen Diätetik. Stuttgart: Georg Thieme Verlag.

Pudel, V. (1978). Zur Psychogenese und Therapie der Adipositas. Berlin: Springer.

Puel, V. (1980). Psychologie der Adipositas. In: Ditschuneit, H., Wechsler, J. G. (Hrsg.): Das unbewußte Bild des Körpers. Weinheim, Berlin: Quadriga.

Pudel, V. (1984). Praxis der Ernährungsberatung. Berlin: Springer.

Rath, C.-D. (1984). Reste der Tafelrunde. Das Abenteuer der Eßkultur. Reinbek: Rowohlt.

Raulff, U. (Hrsg.) (1986). Vom Umschreiben der Geschichte. Berlin: Wagenbach.

Raulff, U. (Hrsg.) (1987). Mentalitäten-Geschichte. Berlin: Wagenbach.

Richter, P. F. (1908). Indikationen und Technik der Entfettungskuren. Halle a. S.: Carl Mahold Verlagsbuchhandlung.

Richter, P. F. (1911). Stoffwechsel und Stoffwechselkrankheiten. Berlin: Verlag von August Hirschwald.

Ries, W. (1970). Fettsucht. Leipzig: Johann Ambrosius Barth.

Rosen, G. (1975). Die Entwicklung der sozialen Medizin. In: Deppe, H.-U., Regus, M. (Hrsg.): Seminar: Medizin, Gesellschaft, Geschichte. Frankfurt/M.: Suhrkamp.

Rossi, P. (Hrsg.) (1987). Theorie der modernen Geschichtsschreibung. Frankfurt/M.: Suhrkamp.

Rubner, M. (1908). Volksernährungsfragen. Leipzig: Akademische Verlagsgesellschaft.

Rubner, M. (1930). Deutschlands Volksernährung. Zeitgemäße Betrachtungen. Berlin: Verlag von Julius Springer.

Literatur

Russel, G. (1979). Bulimia nervosa: an ominous variant of anorexia nervosa. Psychol. Med. 9: 429 – 448.

Sachße, Ch., Tennstedt, F. (Hrsg.) (1986). Soziale Sicherheit und soziale Disziplinierung. Frankfurt/M.: Suhrkamp.

Sartory, G. (1993). In der Arena der Askese – Fasten im frühen Christentum. In: Schultz, U. (Hrsg.), Speisen Schlemmen, Fasten, Frankfurt: Insel.

Schipperges, H. (1978). Wege zu neuer Heilkunst. Traditionen – Perspektiven – Programme. Heidelberg: Karl F. Haug.

Schipperges, H. (1982). Der Arzt von morgen. Von der Heiltechnik zur Heilkunde. Berlin: Severin und Siedler.

Schivelbusch, W. (1980). Das Paradies, der Geschmack und die Vernunft. München, Wien: Ullstein.

Schlierf, G., Oster, P. (1978). Diagnostik und Therapie der Fettstoffwechselstörungen. Stuttgart: Georg Thieme Verlag.

Schreier, K., Spranger, J. (1961). Die kindliche Fettsucht im Lichte der neueren Forschung. Stuttgart: Ferdinand Enke.

Schretzenmayr, A. (Hrsg.) (1968). Ernährung in Prophylaxe und Therapie. Bd. 1, Fettsucht. München: J. F. Lehmanns Verlag.

Schulte, M., Böhme-Bloe, Ch. (1990). Bulimie. Stuttgart: Thieme.

Schulz, K. (1983). Mittelalterliche Vorstellungen von der Körperlichkeit. In: Imhof, A. E. (Hrsg.): Der Mensch und sein Körper. München: Beck.

Schulz, B., Ratzmann, K.-P. (1985). Adipositas. Jena: VEB Gustav Fischer Verlag.

Schwarzer, A. (Hrsg.) (1984). Durch Dick und Dünn. Köln: emma Frauen-Verlag.

Seneca, L. A. (1987). Epistulae morales ad Lucilium Liber I. Stuttgart: Reclam.

Serisé, M. (1974). Die Gesundheitserziehung und das Individuum. Machen wir Gesunde krank? In: Bundeszentrale für gesundheitliche Aufklärung (Hrsg.). Ernährung und Bewegung – die Rolle der Gesundheitserziehung. Köln.

Sigerist, H. E. (1952). Krankheit und Zivilisation. Geschichte der Zerstörung der menschlichen Gesundheit. Frankfurt/M. und Berlin: Alfred Metzner Verlag.

Spittler, G. (1993). Lob des einfachen Mahles. Afrikanische und europäische Eßkultur im Vergleich. In: Wierlacher, A., Neumann, G., Teuteberg, H. J., (Hrsg.): Kulturthema Essen. Berlin: Akademie-Verlag.

Stunkard, A. J. (1981). Fettsucht. In: Uexküll, Th. v.: Lehrbuch der psychosomatischen Medizin. München: Urban & Schwarzenberg.

Sombart, W. (1922). Liebe, Luxus und Kapitalismus. Über die Entstehung der modernen Welt aus dem Geist der Verschwendung. Berlin: Wagenbach (Jahresangabe des Reprints fehlt).

Sykes, J. B. The Concise Oxford Dictionary, 7th ed., Oxford.

Tanner, J. (1993). Kulinarische Neologismen in der deutschen Gegenwartssprache. In: Wierlacher, A., Neumann, G., Teuteberg, H. J., (Hrsg.): Kulturthema Essen, Berlin: Akademie-Verlag.

Teuteberg, H. J., Wiegelmann, G. (1972). Der Wandel der Nahrungsgewohnheiten unter dem Einfluß der Industrialisierung. Göttingen: Vandenhoeck & Ruprecht.

Teuteberg, H.J. (1993). Prolegomena zu einer Kulturpsychologie des Geschmacks. In: Wierlacher, A., Neumann, G., Teuteberg, H. J., (Hrsg.): Kulturthema Essen. Berlin: Akademie-Verlag.

Thannhauser, S. J. (1929). Lehrbuch des Stoffwechsels und der Stoffwechselkrankheiten. München: Verlag von J. F. Bergmann.

Thoma, P. (1975). Die Geschichte der Sozialmedizin als Einführung in den Gegenstand der Medizinsoziologie. In: Geissler, B., Thoma, P. (Hrsg.): Medizinsoziologie. Frankfurt/M.: Campus.

Umber, F. (1909). Lehrbuch der Ernährung und der Stoffwechselkrankheiten für Ärzte und Studierende. Berlin – Wien: Urban & Schwarzenberg.

Vogel, J. (1889). Korpulenz. Ihre Ursachen, Verhütung und Heilung. Berlin-Friedenau: Verlag von Martin Hampel.

Wadd (1839). Die Corpulenz (Fettleibigkeit) als Krankheit, ihre Ursachen und ihre Heilung. Weimar.

Walb, L., Heintze, Th. u. M. (1992). Original Hay' sche Trennkost. Haug.

Winau, R. (1983). Die Entdeckung des Körpers in der neuzeitlichen Medizin. In: Imhof, A. E. (Hrsg.): Der Mensch und sein Körper. München: Beck.

Wurmser, L. (1983). Plädoyer für die Verwendung von Metaphern in der psychoanalytischen Theoriebildung, Psyche 8, S. 673 – 700.